Low Carb für Berufstätige

Einfache und leckere Low Carb Rezepte zur optimalen Gewichtsreduktion und Fettverbrennung inkl. 45 Tage Diätplan zum Abnehmen

[2. Auflage]

Sandra Lena Kümper

ISBN: 9781072326472

INHALT

HAFTUNGSAUSSCHLUSS

Dieses Buch enthält Meinungen und Ideen der Autorin und beabsichtigt den Lesern informatives und hilfreiches Wissen mit einem Unterhaltungscharakter zu vermitteln. Die enthaltenen Anleitungen und Strategien passen möglicherweise nicht zu jedem Leser, und es gibt keine Garantie dafür, dass sie auch wirklich bei jedem funktionieren. Die Benutzung dieses Buchs und die Umsetzung der darin ausgearbeiteten Informationen / Rezepte erfolgt ausdrücklich in eigener Verantwortung und Risiko. Das Werk, inklusive aller Inhalte, gewährt keine Gewähr oder Garantie für Korrektheit, Vollständigkeit, Qualität oder Aktualität der zur Verfügung gestellten Informationen. Fehlinformationen und Druckfehler sind nicht vollständig auszuschließen.

Menschen mit einem strapazierenden Berufsalltag schaffen es sehr oft nicht, diesen mit einer gesunden Ernährung zu verbinden. Sie greifen zu Nahrungsmitteln, die sie möglichst schnell zubereiten können. Die Nährwerte sind nebensächlich, denn sie versuchen, irgendwie durch den Tag zu kommen, ohne viel Zeit ins Kochen investieren zu müssen. Das gilt selbst für Menschen, die unter normalen Umständen gerne kochen, denn nach einem anstrengenden Arbeitstag nach hause zu kommen und sich dann noch stundenlang an den Herd zu stellen, das übersteigt bei weitem die Kapazitäten.

Es ist jedoch ein Irrglaube, dass gesundes Essen auch einer aufwendigen Zubereitung bedarf. Eine Low Carb Ernährung unterstützt nicht nur den Gewichtsverlust, sie führt auch zu deutlich höherer Leistungsfähigkeit am Arbeitsplatz. Gesunde Lebensmittel in der richtigen Kombination helfen dabei, besonders in dem Nachmittagstief deutlich mehr Energie zu verspüren. In diesem Buch erhalten Sie einen eingehenden Überblick darüber, was Low Carb eigentlich ist und worauf Sie bei Ihrer Ernährung achten sollten, um abzunehmen und fitter durch den Alltag zu gehen. Damit Sie sich in Ihrem stressigen Berufsalltag nicht stundenlang mit der Zusammenstellung verschiedener Gerichte herumschlagen müssen, bietet Ihnen dieses Buch einen übersichtlichen Ernährungsplan, welcher Sie durch die ersten 45 Tage Ihrer Ernährungsumstellung begleitet.

Dies gibt Ihnen die Möglichkeit, sich ganz nebenbei mit dieser Ernährungsform vertraut zu machen und erste positive Erfahrungen mit dieser Diät zu machen.

Gesunde Ernährung war noch nie so einfach. Und wenn Sie sich an einigen Tagen nicht so motiviert fühlen, dann zögern Sie nicht, die Tipps aus diesem Buch auszuprobieren. Mit ihnen wird eine Ernährungsumstellung selbst bei herausfordernden Bedingungen und einem anstrengenden Job zum Kinderspiel.

Sie werden an Ihrem eigenen Körper und Ihrer steigenden Produktivität erkennen, welche positiven Auswirkungen eine Low Carb Ernährung hat. Um Sie bei Ihrer Umstellung optimal zu unterstützen, hilft Ihnen dieses Buch mit einem detaillierten Ernährungsplan. So ist Low Carb nicht nur effektiv und gesundheitsfördernd, sondern macht sogar großen Spaß!

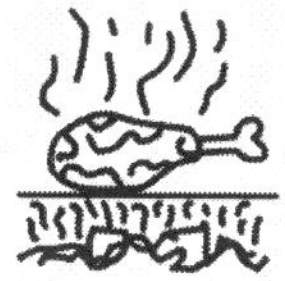

Der Begriff stammt aus dem Englischen und bedeutet so viel wie “geringe Kohlenhydrate”. Gemeint ist damit, dass die Mahlzeiten, die täglich eingenommen werden, zu einem reduzierten Teil aus Kohlenhydraten bestehen. Menschen setzen ihre Mahlzeiten aus Eiweiß, Kohlenhydraten und Fetten zusammen. Die Kohlenhydrate umfassen bei der Ernährung der westlichen Bevölkerung rund 50 Prozent der gesamten Nahrung. Wenn sich Menschen Low Carb ernähren, dann verringern sie den Anteil der Kohlenhydrate. Die genaue Menge hängt von den Zielen der Person und ihren Voraussetzungen ab.

Der Begriff “ Low Carb” hört sich sehr trendig und neu an, dabei gibt es diesen Ernährungsansatz jedoch schon seit Mitte des 19. Jahrhunderts. In den letzten 200 Jahren haben sich unterschiedliche Ärzte und Wissenschaftler mit dem Thema befasst, wie die Gesundheit eines Menschen mit Hilfe einer angemessenen Ernährung positiv beeinflusst werden kann. Selbstverständlich haben diese Personen die Problematik ganz unterschiedlich betrachtet. Sie kamen jedoch zu dem Schluss, dass der Verzehr von Kohlenhydraten große Auswirkungen auf die Gesundheit der Menschen hat.

Eine Vermutung in diesem Zusammenhang ist, dass der menschliche Organismus auch nach über 10.000 noch nicht an die Aufnahme von Kohlenhydraten angepasst ist. Unser Körper ist weiterhin, auch wenn diese Ernährungsform bereits seit vielen tausend Jahren nicht mehr aktuell ist, auf die Begebenheiten einer Jäger- und Sammler-Gesellschaft angepasst. Die große Menge an Kohlenhydraten, die wir seit einiger Zeit zu uns nehmen, bekommt uns deshalb nicht gut, auch wenn sie uns sättigt und viel Energie spendet.

Nachdem die Low Carb Ernährung zu Anfang des 20. Jahrhunderts viele Anhänger fand, schlief der Trend in der Gesellschaft etwas ein, bis er Ende der 1960er Jahre von dem amerikanischen Arzt Robert Atkins wieder in auferweckt wurde. Atkins analysierte unterschiedliche Untersuchungen aus den 50er Jahren des vergangenen Jahrhunderts und zog aus ihnen ganz neue Erkenntnisse. Er verfasste ein Buch, in welchem er die von ihm entwickelte Atkins-Diät beschrieb. Diesem wurde zu Anfang keine große Aufmerksamkeit geschenkt, doch in den letzten Jahren entscheiden sich immer mehr Menschen zu einer Low Carb Ernährung.

Die Mehrzahl dieser Personen erhoffen sich von ihrer Ernährungsumstellung eine deutliche Gewichtsabnahme. Andere hingegen versuchen, sich insgesamt gesünder zu ernähren, um Übergewicht vorzubeugen und ihren Körper gesund zu halten. Der Low Carb Diät wird nachgesagt, sehr wirkungsvoll zu sein. Aus diesem Grund findet sie jährlich mehrere tausend neue Anhänger. Personen, welche die Ernährungsumstellung durchgezogen haben und sich über einen längeren Zeitraum hinweg auf diese Weise ernähren betonen, dass sie ihre Mahlzeiten sehr viel bewusster einnehmen. Neben dem Gewichtsverlust freuen sie sich darüber, deutlich weniger Magenbeschweren und Blähungen zu haben. Auch ihre Konzentrationsfähigkeit und Produktivität am Arbeitsplatz sind deutlich gestiegen. Das typische Mittagstief nach dem Essen fällt weg, sodass sie sich auch am Nachmittag frisch fühlen und die Aufgaben des Alltags deutlich besser bewältigen können.

Doch warum führt die Low Carb Ernährung zu einer solchen Gewichtsabnahme und was bewirken die Kohlenhydrate eigentlich im menschlichen Körper? Auf diese Fragen wird im folgenden Kapitel eingegangen.

Kohlenhydrate erweisen sich auf unserem Planeten als eine äußerst wichtige Stoffklasse. Er kommt in vielen verschiedenen Formen auf dieser Welt vor und ist ein unerlässlicher Bestandteil des Stoffwechsels. Im Zusammenhang mit der Ernährung ist jedoch besonders von Bedeutung, welche Formen von Kohlenhydraten in den Lebensmitteln vorkommen und wie diese im menschlichen Körper verarbeitet werden. Auf diese Wiese kann verstanden werden, welche Vorteile es haben kann, die Menge der verzehrten Kohlenhydrate zu reduzieren.

Kohlenhydrate sind im Endeffekt Zucker. Das bedeutet jedoch nicht, dass alle Lebensmittel, die einen hohen Anteil an Kohlenhydraten enthalten, auch süß sein müssen. Denn die Kohlenhydrate können in verschiedenen Formen und unterschiedlicher Komplexität auftauchen. Einfachzucker wird deutlich schneller gespalten und gelangt in den Blutkreislauf. Komplexe Kohlenhydrate hingegen benötigen deutlich länger, um in die Blutbahn zu gelangen. Zucker ist Energie, ähnlich wie Fett. Es wird in den Zellen aufgenommen und gespeichert, um bei Bedarf verbrannt zu werden. Hierbei spielt das Hormon Insulin eine wichtige Rolle. Es wird von der Bauchspeicheldrüse ausgeschüttet, sobald der Blutzuckerspiegel steigt, damit der Zucker aus dem Blut in den Zellen aufgenommen werden kann. Insulin stellt sozusagen einen Schlüssel dar, mit welchem die Zellwände geöffnet werden, damit der Zucker aus der Blutbahn in die Zellen wandern kann.

Nimmt eine Person zu den Mahlzeiten große Mengen an Kohlenhydraten zu sich, so schwanken sowohl der Blutzucker- als auch der Insulinpegel über den Tag hinweg enorm. Werden insgesamt zu viele Kohlenhydrate aufgenommen, so muss auch die Bauchspeicheldrüse sehr stark arbeiten, um immer ausreichend Insulin zu produzieren. Es wird vermutet, dass die starken Schwankungen und die hohe Insulinproduktion bei Menschen mit einer Veranlagung zu Diabetes Typ 2 negative Auswirkungen haben kann. Aus diesem Grund wird vielen Personen, die sich in einem Vorstadium von Diabetes befinden, eine Low Carb Ernährung empfohlen. Mit Hilfe dieser Maßnahme kann der schwankende Blutzuckerspiegel, der sich in einigen Fällen schon in einer gefährlichen Höhe befindet, wieder in den Griff bekommen werden.

Kohlenhydrate liefern Energie, aus diesem Grund nehmen viele Menschen Traubenzucker ein, wenn sie sich in Klausuren konzentrieren müssen. Was diese Personen jedoch oft nicht bedenken ist, dass der Blutzuckerspiegel etwa 30 Minuten später drastisch abfällt. Dann sinken auch die Konzentrationsfähigkeit und die Energie, die zur Verfügung steht. Wenn sich ein Mensch mit großen Portionen von Kohlenhydraten ernährt, dann sind die Schwankungen des Blutzuckers über den Tag hinweg sehr groß. Kurze Zeit nach den Mahlzeiten fühlt sich die Person energiegeladen und produktiv, fällt jedoch nach einigen Minuten in ein Tief, in welchem an konzentriertes Arbeiten nicht mehr zu denken ist. Auch Heißhungerattacken und Stimmungsschwankungen machen sich bei Menschen mit einer kohlenhydratreichen Ernährung häufig bemerkbar. Für eine ausgewogene und bewusste Ernährung sind diese Dinge nicht förderlich. Besonders Personen, die sich in einer Diät befinden und sich vorgenommen haben, Gewicht zu verlieren, haben mit Heißhungerattacken zu kämpfen. Diese sind in vielen Fällen der Grund, weshalb sich diese Personen von der Diät abwenden und ihre Ziele aufgeben. Das Ergebnis ist ein hoher Grad an Frustration. Hinzu kommt der Jo-Jo-Effekt, denn der Körper hat sich angewöhnt, dass wenig Nahrungsmittel zur Verfügung stehen und speichert nun alle Nährstoffe, da er von einer kommenden Hungerperiode ausgeht. All dies wirkt sich sowohl auf den Körper als auch auf die Psyche eines Menschen äußerst negativ aus. Die starken Gewichtsschwankungen machen zeigen sich nach einiger Zeit an der Haut und den Gelenken der Betroffenen und diese Traurigkeit des Misserfolgs zieht weite Kreise.

Eine kohlenhydratarme Ernährung zielt darauf ab, die Energiezufuhr durch Kohlenhydrate möglichst gering zu halten. Als Folge dessen greift der Körper auf Fettreserven zu, die er in seinen Zellen gespeichert hat. Aus diesem Grund können viele Personen, die eine Low Carb Diät beginnen, bereits nach einigen Wochen deutlich Erfolge erkennen.

Ein Vorteil ist, dass weder die Anzahl noch die Menge der Mahlzeiten eingeschränkt werden muss. Bei einer Low Carb Ernährung steigt der Anteil an Fett und Eiweiß in den Mahlzeiten relativ, denn der Anteil der Kohlenhydrate wird deutlich reduziert. Das hat zur Folge, dass das Sättigungsgefühl deutlich früher einsetzt. Was jedoch beachtet werden muss ist, dass besonders Kartoffeln, Pasta und Reis für ein langanhaltendes Sättigungsgefühl sorgen. Da diese Nahrungsmittel jedoch größtenteils wegfallen müssen öfter kleine Mahlzeiten eingenommen werden. Es kann sich um Snacks oder Desserts handeln, welche kalorien- und kohlenhydratarm sind, das Hungergefühl jedoch unterdrücken. Auf Einzelheiten zu diesem Thema wird im folgenden Kapitel näher eingegangen.

Die Low Carb Ernährung und ihre verschiedenen Diätformen sind bereits seit einigen Jahrzehnten bekannt, sodass sie auch für die Ernährungswissenschaftler ein interessantes Forschungsthema darstellen. Bei einer Studie konnte herausgefunden werden, dass der Energieverbrauch des Körpers bei einer fettarmen Diät deutlich stärker zurückgeht, als bei einer Low Carb Ernährung. Es geht in diesem Zusammenhang vor allem um die Zeit nach einer Diät, in welcher ein deutlicher Gewichtsverlust erreicht werden konnte. Wird der Energieverbrauch eingeschränkt, so ist damit zu rechnen, dass das verlorene Gewicht bereits innerhalb einiger Wochen oder Monate wieder zurückkehrt und von dem großen Diäterfolg nach einiger Zeit nichts mehr zu sehen ist. Die Folgen sind nicht nur für den Körper und den Stoffwechsel verheerend, denn eine Person, die sich über Wochen mit äußerster Disziplin an eine Diät gehalten hat, muss nun dabei zusehen, wie all das verlorene Gewicht innerhalb kürzester Zeit wieder zurückkehrt.

Einige Wissenschaftler und Ärzte geben jedoch zu bedenken, dass noch nicht ausreichend Information gesammelt werden konnte, um zu bestimmen, ob eine Low Carb Ernährung für Kinder, schwangere Frauen und alte Menschen irgendeine Form von Nebenwirkungen bedeutet. Im Fokus stehen in diesem Zusammenhang die Bedenken, eine kohlenhydratarme Ernährung könne dazu führen, dass dem Körper nicht ausreichend Nährstoffe zugeführt werden.

Besonders wichtig ist in diesem Zusammenhang auch, zu betonen, dass eine Ernährungsumstellung immer bewusst durchgeführt werden muss. Es handelt sich nicht um eine Crash Diät, bei welcher der Gewichtsverlust im Vordergrund steht und die Gesundheit der Person kaum eine Rolle spielt. Bei einer Low Carb Ernährung werden auch die langfristigen Auswirkungen auf den menschlichen Körper und seinen Geist beobachtet. Es handelt sich um eine Form der bewussten Ernährung, bei welcher sich die betroffene Person sehr eingehend mit ihrer Ernährung, ihren Gewohnheiten und Zielen beschäftigt.

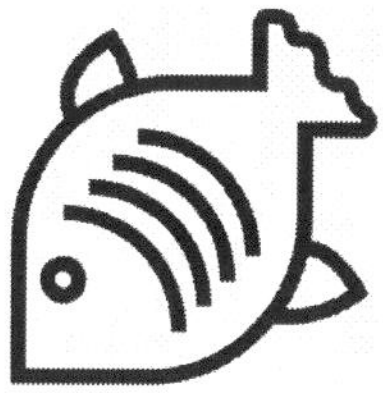

Low Carb bedeutet erst einmal, dass die Menge der täglich verzehrten Kohlenhydrate heruntergeschraubt wird. Wie viel Gramm jedoch tatsächlich eingenommen werden, das hängt von den Zielen und der Einstellung ab.

Wenn Sie sich aufgeschwemmt und aufgebläht fühlen, jedoch nicht unbedingt einen starken Gewichtsverlust anstreben, so empfiehlt sich eine Low Carb Ernährungsumstellung. Diese zielt auf langfristige Ergebnisse ab. Es handelt sich nicht um eine Diät, welche einige Wochen durchgehalten und anschließend über Bord geworfen wird. Eine Ernährungsumstellung muss gut geplant werden, damit sie auf Dauer gelingen kann. Vorteil ist, dass der Körper einen Großteil der Wassereinlagerungen ausstößt und Sie sich nach den Mahlzeiten, besonders in den Abendstunden, weniger aufgebläht fühlen. Viele Personen vertragen keine Kohlenhydrate, wenn sie lange Zeit des Tages am Schreibtisch verbringen müssen. Die Hose schnürt besonders am Nachmittag den Verdauungstrakt ab und sorgt dafür, dass unangenehme Bauchschmerzen entstehen. Wenn Sie weniger Kohlenhydrate zu sich nehmen, dann fühlen Sie sich nicht nur geistig fitter und produktiver in den Nachmittagsstunden, auch Ihrem Verdauungstrakt geht es um einiges besser. Es empfiehlt sich eine Menge von 120 g bis 180 g Kohlenhydrate am Tag.

Möchten Sie eine längerfristige Diät machen, mit welcher Sie über mehrere Monate hinweg langsam, aber stetig an Gewicht verlieren, dann ist die Low Carb Diät auch für Sie das Richtige. Die Menge der täglich verzehrten Kohlenhydrate muss jedoch noch etwas weiter gesenkt werden. Ein Beispiel wäre ein Ernährungsplan, bei welchem täglich nicht mehr als 110 g Kohlenhydrate verzehrt werden. Wichtig ist eine stetige Kontrolle, damit Sie sichergehen, dass Sie trotz kohlenhydratarmer Ernährung weiterhin alle wichtigen Nährstoffe zu sich nehmen. Es ist bereits von einer Diät die Rede, auch wenn Sie weiterhin recht frei in der Wahl Ihrer Mahlzeiten sind. Wichtig ist, dass Sie besonders viel Gemüse essen, damit die Eiweiß- und Fettquellen nicht die Oberhand gewinnen. Beobachten Sie Ihren Körper und seine Reaktion auf die Diät. So können Sie ein Bild davon bekommen, ob Ihr Organismus gut auf die Umstellung anspringt und sich bereits nach einigen Tagen oder Wochen eine Veränderung des Körpers sichtbar macht.

Eine strenge Low Carb Diät liegt dann vor, wenn täglich weniger als 60 g Kohlenhydrate verzehrt werden. Es handelt sich dann um eine Diät und nicht länger um eine Ernährungsumstellung. Diese Ernährungsform kann sehr wirksam sein, einige Körper springen sehr schnell auf die kohlenhydratarmen Gerichte an und es sich bereits nach einigen Tagen die ersten Erfolge in Form von Gewichtsverlust erkennen. Diese Diät sollte jedoch nicht länger als einige wenige Wochen lang durchgeführt werden. Sie eignet sich prima, wenn Sie sich auf ein bestimmtes Event vorbereiten möchten. Sie hatten sich fest vorgenommen, lange Zeit vorher mit der bewussten Ernährung und dem Sport zu beginnen, haben diesen Plan jedoch nicht in die Tat umgesetzt und möchten jetzt innerhalb kurzer Zeit noch so viel Gewicht wie möglich verlieren? Dann ist diese Form der Low Carb Diät das Richtige für Sie. Doch Sie müssen sich darüber im Klaren sein, dass man nicht mehr von einer ausgewogenen Diät sprechen kann. Sie müssen sehr aufpassen, ausreichend Ballaststoffe zu sich zu nehmen, da es sonst zu starken Verdauungsbeschwerden bis hin zur Verstopfung kommen kann. Darüber hinaus besteht das Risiko, dass Ihre Mahlzeiten zu eiweiß- beziehungsweise fettlastig werden. Beachten Sie außerdem, dass es im Anschluss an eine solche Diät immer auch ein Risiko des berühmtberüchtigten Jo-Jo-Effekts gibt. Auf lange Sicht empfiehlt sich eine ausgewogene, kohlenhydratarme Ernährung, bei welcher Sie alle notwendigen Nährstoffe erhalten.

Außerdem muss betont werden, dass bei einer Low Carb Ernährung nicht die Kalorien der Gerichte im Vordergrund stehen. Jede Diät zielt auf eine andere Einheit ab. Einige sehen einen geringen Fettkonsum vor, andere berechnen die Kalorien bis ins kleinste Detail. Bei der Low Carb Diät wird besonders darauf geachtet, kohlenhydratarme Lebensmittel zu verzehren. Wenn Sie sich einen starken Gewichtsverlust erhoffen, so sollten Sie selbstverständlich darauf achten, dass Sie die Aufnahme der Kalorien nicht übertreiben. Wie viele Kalorien Sie jedoch tatsächlich zu sich nehmen sollten, das hängt von Ihrem Alter, Ihrer Größe, Ihrem aktuellen Gewicht und der Intensität Ihrer körperlichen Aktivitäten ab. Pauschal lässt sich diese deshalb Zahl nicht bestimmen.

Auch wenn durch den Verzicht oder zumindest die Einschränkung der Kohlenhydrate einige Lebensmittel nicht mehr verzehrt werden können, so ist die Low Carb Ernährung eine Ernährungsform, die dem Betroffenen sehr viele Freiheiten bietet. Die Palette der geeigneten Nahrungsmittel ist überaus vielfältig.

Gemüse: Das frische Gemüse ist in jeder Ernährungsform die Hauptnahrungsquelle. Es ist kalorienarm, fettarm und obendrein sind die meisten Gemüsesorten auch noch kohlenhydratarm. Besonders grünes Blattgemüse eignet sich ausgesprochen gut für eine Low Carb Ernährung. Frisches Gemüse ist ein wichtiger Vitaminlieferant. Darüber hinaus sind die Ballaststoffe wichtig für eine gute Verdauung. Sie sorgen für ein schnell eintretendes und langanhaltendes Sättigungsgefühl und beugen Verstopfung vor. Zucchini, Gurke, Spinat, Kale, Radieschen, Paprika, verschiedene Kohlsorten, Tomaten, Mangold, Fenchel, rote Beete, Salatsorten, Möhren, Bohnen, Linsen, Erbsen und Spargel sind nur einige der Gemüsesorten, die in einer ausgewogenen Low Carb Ernährung nicht fehlen sollten.

Tierische Produkte: Fleisch, Fisch, Milch und Eier sind wichtige Quellen für Eiweiße und Fette. Neben dem Gemüse stellen diese Nahrungsmittel deshalb einen wichtigen Bestandteil einer Low Carb Ernährung dar. Da das Augenmerk bei dieser Ernährungsform nicht auf dem Fettanteil der Mahlzeiten liegt, sind alle Fleischsorten erlaubt. Achten Sie jedoch darauf, möglichst wenig verarbeitete Fleischprodukte zu verzehren. Diese enthalten oft zugeführte Geschmacksverstärker oder Kohlenhydrate.

Eier sind eine sehr wichtige Quelle für Eiweiß. Deshalb werden Sie in vielen Rezepten verwendet. Achten Sie darauf, dass Sie die Menge an täglich verzehrtem Eiweiß im Blick haben. Wenn Sie Ihre Mahlzeiten nicht gut genug planen, dann kann es Ihnen passieren, dass Ihre Gerichte auf Dauer zu eiweißlastig sind.

Fisch und Meeresfrüchte sind ebenfalls sehr wichtig für eine ausgewogene Ernährung. Neben Eiweiß liefern sie kostbare Omega-3-Fettsäuren, welche in anderen Lebensmitteln nicht vorhanden sind. Der Fisch sollte so frisch wie möglich und unverarbeitet sein, damit sich keine unnötigen Zusatzstoffe verstecken.

Milch und Joghurt ergänzen den Ernährungsplan und liefern besonders zum Frühstück eine gesunde Fettquelle, welche gleichzeitig eine wichtige Energiezufuhr darstellt.

Obst: Viele Obstsorten enthalten einen hohen Anteil an Fruchtzucker. Ihr Verzehr wird daher bei einer Low Carb Ernährung leicht reduziert. Nichts destotrotz sind frische Früchte besonders morgens ein wahrer Energiebooster. Sie sorgen für einen gelungenen Start in den Tag und kommen deshalb vor allem in Frühstücksrezepten häufig vor. Geeignete Obstsorten sind beispielsweise Zitrusfrüchte, Kiwis, Ananas, Wassermelone, Avocado, Beeren, Apfel, Pfirsiche und Nektarinen.

Nüsse und Samen: Sie sind ein wichtiger Bestandteil einer ausgewogenen Ernährung. Besonders gut eignen sie sich als Snacks oder zum Garnieren frischer Salate. Nüsse und Samen enthalten wichtige Mineralstoffe, Nährstoffe und gesunde Fette.

Komplexe Kohlenhydrate: Sie müssen während einer kohlenhydratarmen Ernährung nicht vollkommen auf Kohlenhydrate verzichten. Es ist jedoch wichtig, dass Sie möglichst wenig einfache und dafür mehr komplexe Kohlenhydrate zu sich nehmen. Diese finden Sie beispielsweise in Wildreis, Süßkartoffeln oder Vollkornmehl.

Getränke: Besonders wichtig ist, ausreichend Wasser zu trinken. Es sollten täglich mindestens zwei Liter sein, damit Ihr Körper mit Flüssigkeit versorgt ist und optimal funktionieren kann. Auch frische Tees und verdünnte, selbstgepresste Fruchtsäfte eignen sich.

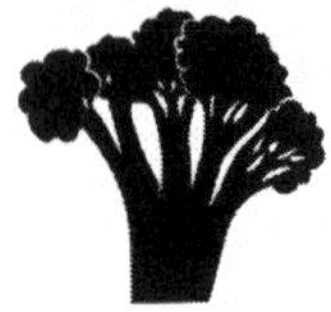

Grundsätzlich lässt sich selbstverständlich sagen, dass der Verzehr von Kohlenhydraten während einer Low Carb Diät soweit wie möglich eingeschränkt werden sollte. Ganz so einfach lässt sich das jedoch nicht ausdrücken.

Wichtig ist, dass besonders wenig einfache Kohlenhydrate eingenommen werden. Diese befinden sich in einigen Obstsorten, sowie in Weizenmehlprodukten wie Nudeln oder Backwaren. Auch Kartoffeln und Reis enthalten eine große Anzahl an Kohlenhydraten.

Neben diesen Lebensmitteln sollte auf Fertiggerichte und –produkte verzichtet werden. Das gilt jedoch für jede ausgewogene Ernährung, denn in diesen Lebensmitteln verstecken sich häufig Ergänzungsmittel und Zusatzstoffe, welche aus Geschmacks- und Haltbarkeitsgründen zugeführt werden. Zucker, Panaden und chemische Geschmacksverstärker wirken sich negativ auf den Körper und seine Gesundheit aus. Die Panaden und das versteckte Öl, welches sich in zahlreichen Fertigprodukten befindet, verhindern den Gewichtsverlust und verschlechtern die Blutwerte.

Softdrinks und andere gezuckerte Getränke sind keine Flüssigkeitsquelle. Sie pumpen den Körper mit Zucker voll, welchen dieser nicht benötigt. Auch sie haben deshalb in einer ausgewogenen Ernährung nichts zu suchen.

Selbstverständlich wird von einer Ausnahme nicht die Welt untergehen. Wenn Sie sich auf einem besonderen Event befinden und ein Glas Sekt angeboten bekommen, so müssen Sie dieses nicht auf Grund Ihrer Low Carb Ernährung ablehnen. Doch wichtig ist, wie Sie sich im Alltag verhalten und welche Entscheidungen Sie Tag für Tag treffen. Wenn Sie auf Ihre Ernährung achten und den Verzehr von Kohlenhydraten verringern, dann werden Sie innerhalb kurzer Zeit die ersten positiven Veränderungen bemerken können.

Die meisten Personen mit einem anstrengenden Arbeitstag machen die Erfahrung, dass ihnen ihre alltäglichen Aufgaben am Arbeitsplatz so viel Energie rauben, dass sie im privaten Bereich für kaum etwas Zeit haben. Die gesunde Ernährung ist meist eine der ersten Dinge, die deshalb einfach wegfallen. Jeder Mensch hat seine Prioritäten, es handelt sich um Sachen, über die nicht verhandelt werden kann. Die Arbeit gehört sicher dazu, ebenso wie die Beziehung zu geliebten Mitmenschen und Kindern. Die Wohnung muss oft einige Tage länger ohne Hausputz auskommen. Dafür bleibt einfach keine Zeit...und auch keine Kraft.

Bei vielen Menschen fallen Sport und Ernährung, die in einer gewissen Weise Hand in Hand gehen, unter. Sie denken an die Tage zurück, an denen sie während des Studiums oder während der Ausbildung noch sehr viel mehr Zeit hatten. Mit diesen freien Minuten kam auch die Lust zum Kochen und die Energie, Sport zu treiben. Dann kommt das Gefühl auf, dass scheinbar nur eines von beiden möglich ist. Entweder, man hat einen anspruchsvollen Job oder man achtet auf eine ausgewogene Ernährung und treibt Sport.

Dieser Gedankengang ist auf den ersten Blick verständlich und doch merken viele nicht, wie sich ein Teufelskreis bildet. Denn wer keinen Sport macht und nicht auf seine Ernährung und das Wohlbefinden seines Körpers achtet, der kann seine Aufgaben bei der Arbeit nicht optimal bearbeiten. Die Produktivität sinkt, was Stress und noch längere Arbeitszeiten mit sich bringt. Infolgedessen bleibt am Ende des Tages noch weniger Zeit und Kraft, um sich an den Herd zu stellen oder den Gang ins Fitnessstudio anzutreten. Das führt dazu, dass der Körper nicht mit den richtigen Nährstoffen versorgt wird.

Viele machen die Erfahrung, nachmittags in ein Produktivitätstief zu fallen, aus welchem sie nur ein Dessert wieder herausziehen kann. Dass diese oft über große Mengen an Zucker verfügen und deshalb nach kurzer Zeit zu einem noch schlimmeren Tief führen, bedenken die meisten dabei nicht. Das viele Sitzen und die regelmäßigen Naschpausen führen innerhalb kurzer Zeit zu einer starken Gewichtszunahme, welche die Betroffenen noch unglücklicher macht. Sie gehen davon aus, dass sie eine Diät beginnen müssen, um die angefutterten Kilos wieder loszuwerden. Auf der einen Seite möchten sie sich wieder leichter fühlen, denn das zusätzliche Gewicht macht ihnen zu schaffen und der Unterschied macht sich bereits im Alltag bemerkbar. Andererseits bringen sie die Snacks durch den harten Arbeitstag.

Sie haben das Gefühl, sie stecken entweder Energie in die Arbeit, die ihnen dann jedoch bei der Ernährung fehlt oder sie befassen sich mit einer Diät und haben dadurch weniger Kapazitäten für die Arbeit. Der Gedanke an Hunger und Kalorienzählen tut ein Übriges, sodass die Entscheidung zugunsten der Arbeit fällt.

Der Irrglaube, dass nur mit Hilfe einer strikten Diät Gewicht verloren werden kann, ist weiterhin weit verbreitet. Er wird noch unterstützt durch das Vorurteil, für eine gesunde Ernährung lange in der Küche stehen zu müssen.

Dieses Buch befasst sich mit der Low Carb Diät. Es handelt sich um eine Ernährungsform, welche nicht nur auf Grund ihrer gesundheitlichen Vorteile immer mehr Anhänger findet. Es werden frische Zutaten verwendet und trotzdem sind die Rezepte weder schwer nachzukochen, noch zeitaufwendig. Diese Ernährungsform eignet sich deshalb auch für berufstätige Menschen, die keine Zeit haben, um sich täglich mehrere Stunden lang mit ihren Mahlzeiten zu beschäftigen. Die Vielfalt der Rezepte ist trotzdem enorm, sodass nie Langeweile einkehrt. Es handelt sich deshalb um eine gesunde und gleichzeitig effiziente Ernährungsform, über deren Vorzüge Sie in diesem Buch zahlreiche Informationen erhalten werden.

Alte Gewohnheiten zu durchbrechen und neue, gesunde Verhaltensmuster im Alltag zu verankern, ist nie eine leichte Aufgabe. Wir Menschen sind Gewohnheitstiere. Wir nehmen jeden Tag denselben Weg zur Arbeit, lieben Routine und feste Muster. Im Prinzip spricht auch nichts gegen diese Form des Lebens, doch wenn die Gewohnheiten zunehmend ungesund werden und die Lebensqualität einschränken, dann ist es an der Zeit, etwas zu tun.

Hierbei spielen Motivation und Disziplin eine wichtige Rolle, denn es sind diese beiden Faktoren, die uns durch jedes Tief tragen und uns bei dem Prozess einer Ernährungsumstellung, sowie bei dem Erreichen unserer Lebensziele, helfen. Wichtig ist das Zusammenspiel dieser beiden Bestandteile: Motivation ist unsere emotionale Einstellung gegenüber einem Vorhaben. Wer sich schon einmal vorgenommen hat, täglich für eine Prüfung zu lernen oder vielleicht bereits einige Diäten hinter sich hat, der kann aus eigener Erfahrung darüber berichten, wie abhängig die Motivation von der eigenen Tagesform ist. An einem Tag nehmen wir uns etwas vor, setzen uns konkrete Ziele und können es kaum abwarten, den Weg endlich zu betreten. Doch einige Tage später müssen die ersten Hindernisse genommen werden. Die Motivation lässt nach und wir fangen an, unser Vorhaben in Frage zu stellen. Entsprechen unsere Ziele wirklich unseren eigenen Überzeugungen und warum tun wir uns den Stress einer Diät, eines Studiums, einer Ausbildung oder einer anderen Aufgabe überhaupt an? Die Ziele rücken dann in weite Ferne und wir können es uns gar nicht mehr vorstellen, sie irgendwann einmal zu erreichen.

In diesen Momenten ist es die Disziplin, die Konstante in unserem Leben, die uns weitermachen lässt. Nach einigen Tagen ist das emotionale Tief überwunden und wir sind stolz auf unsere Leistung und darauf, durchgehalten zu haben. Nun steigt die Motivation wieder und die schwierige Aufgabe lässt sich wie von selbst bewältigen.

Würden wir uns die Motivation und die Disziplin in einem Diagramm ansehen, so würde die Disziplin parallel zur x-Achse verlaufen, während die Motivation kurvig ist. Mal ist sie über der Konstanten, dann haben wir große Lust und bewältigen unsere Aufgaben mit Leichtigkeit. Doch wenn die Motivation abfällt, dann greift die Disziplin und trägt uns sicher durch dieses Tal.

Das klingt in der Theorie überaus verständlich und sinnvoll, ist im Alltag jedoch nicht so leicht umzusetzen. Denn wenn sich die Motivation bereits seit einigen Tagen verabschiedet hat und einem auf einer Party plötzlich ein köstliches Stück Torte unter die Nase gehalten wird, dann ist es alles andere als einfach, sich an der Disziplin festzuklammern und stark zu bleiben, anstatt seine Vorsätze über Bord zu werfen und die Torte zu verschlingen.

Eine kurzzeitige Diät ist meist einfacher durchzuhalten. Die Pfunde purzeln in den ersten Wochen und diese Erfolgserlebnisse sorgen dafür, dass auch die Motivation bestehen bleibt. Wenn wir ein konkretes Ziel in Form eines Datums oder einer Kilozahl vor Augen haben, dann leiden wir nicht so sehr, denn wir malen uns im Kopf bereits aus, was wir am Tage unserer "Freiheit" alles verschlingen werden.

Eine Ernährungsumstellung ist hingegen ein langfristiges und dauerhaftes Unterfangen. Vielen Menschen fällt es schwer, eine solche Veränderung in Angriff zu nehmen, wenn sie nicht auf Grund eines gesundheitlichen Problems unabdingbar ist. Die Angst vor dem ersten Schritt und der Anfangszeit scheint lähmend zu sein. Doch dabei vergessen viele, dass die neue Ernährung nach der Eingewöhnungsphase deutlich einfacher wird. Dann nämlich hat sich der Körper an die neuen Verhaltensweisen gewöhnt und umgestellt.

Die Motivation und die Disziplin sind reine Kopfsache. In den ersten Tagen kann es zu Entzugserscheinungen kommen, denn der Körper ist einen hohen Konsum von Kohlenhydraten und somit Zucker, gewöhnt. Doch nach drei Wochen hören diese Erscheinungen, die sich in Form von Müdigkeit und Energielosigkeit zeigen, auf. Nun ist es wichtig, dass die erste hohe

Welle der Motivation über diesen Zeitraum hinweg anhält, denn sonst kann es passieren, dass die Ziele über Bord geworfen werden. Zu neu ist die Umstellung und die ersten Ergebnisse in Form von Gewichtsverlust zeigen sich erst nach einigen Wochen. Viele Personen brechen deshalb bereits in der Anfangszeit ab, obwohl die Motivation in dieser Zeit noch am höchsten ist.

Einige Schritte in der Vorbereitung und der Ausführung können dabei helfen, die Ernährungsumstellung bedeutend einfacher zu gestalten. Zu diesen Tipps und einfachen Tricks gehören:

Warum wollen Sie Ihre Ernährung umstellen? Sie müssen sich klar machen, welche Intention Sie haben und mit welcher Einstellung Sie an die Ernährungsumstellung herangehen. Steht für Sie der gesundheitliche Vorteil einer Low Carb Ernährung im Vordergrund oder erhoffen Sie sich eine starke Gewichtsabnahme? Dies sind Fragen, die im Vorfeld beantwortet werden müssen. Nur, wenn Sie mit sich selbst aufrichtig und ehrlich umgehen, dann können Sie aus Ihrer Einstellung Motivation ziehen. Tun Sie dies nicht, so kann es Ihnen schnell passieren, dass Sie bereits nach wenigen Tagen mit sich selbst verhandeln und ihr Vorhaben abändern.

Nehmen Sie sich beispielsweise vor, über einige Wochen eine strenge Diät einzuhalten, um auf diese Weise eine gewisse Anzahl an Kilos zu verlieren, dann kann es Ihnen durchaus passieren, dass Sie nach einigen Tagen darauf ausweichen, sich weniger streng zu ernähren. Als Erklärung und Entschuldigung geben Sie beispielsweise an, dass im Endeffekt ja doch nur Ihre Gesundheit im Mittelpunkt stehen sollte. Damit haben Sie vielleicht sogar Recht, doch Sie werden trotzdem das Gefühl haben, versagt zu haben. Machen Sie sich deshalb im Voraus klar, welche Einstellung Sie gegenüber der Low Carb Ernährung haben.

Genauso kann es Ihnen auch andersrum passieren, dass Sie Ihre Gesundheit als Grund für die Ernährungsumstellung nennen. Unterbewusst beobachten Sie jedoch die Waage und hoffen auf einen Gewichtsverlust. Tritt dieser nicht sofort ein, so sind Sie frustriert. Es geht in diesem Zusammenhang nicht darum, die verschiedenen Gründe für eine Ernährungsumstellung zu verurteilen. Sie müssen Ihre Gründe auch keiner anderen Person offenlegen, wenn Sie dies nicht möchten. Gehen Sie ehrlich mit sich selbst um, dann können Sie Ihre Erfolge aufrichtig genießen und feiern.

Setzen Sie sich klare langfristige Ziele: Die Zielsetzung ist ein sehr wichtiger Schritt. Sie können langfristige Oberziele definieren und diese in einem weiteren Schritt aufteilen und herunterbrechen auf kleinere Zwischenziele. Doch nur wenn Sie klare Ziele vor Augen haben, dann können Sie Ihre Motivation selbst positiv beeinflussen. Wenn Sie nicht genau wissen, wohin Sie möchten, wie sollen Sie dann überprüfen können, wie weit Sie es schon geschafft haben?

Langfristige Ziele können beispielsweise das Erreichen eines Wunschgewichts oder bestimmte Blutzuckerwerte sein. Kurzfristige Ziele können Ihnen dabei helfen, schneller Fortschritte zu erkennen. Auf diese Weise sehen Sie, dass Sie sich in die richtige Richtung bewegen und sich Ihre harte Arbeit auszahlt.

Wie können Sie Ihre Ziele visualisieren? Wichtig ist es, die Ziele schriftlich festzuhalten. Doch vielen Personen reicht dies nicht aus, um im Alltag motiviert zu bleiben. Eine sehr weit bekannte Methode der Visualisierung ist, das Foto eines Vorbilds an den Kühlschrank zu hängen. Auf diese Weise werden Sie bei jedem Gang zum Kühlschrank daran erinnert, welche Ihre Ziele sind. Doch es gibt noch andere Möglichkeiten. Personen, die eine bestimmte Anzahl an Kilos verlieren möchten, können diese beispielsweise mit kleinen Steinen, Murmeln oder Knöpfen visualisieren. Nehmen Sie hierzu zwei große Gläser und stellen Sie diese neben einander. In das eine Glas füllen Sie die Steine oder Murmeln, welche die Kilos repräsentieren. Immer, wenn Sie einen Gewichtsverlust verbuchen können, nehmen Sie einen Stein und legen diesen in das andere Glas. So können Sie besser überblicken, wie viele Steine sich noch in dem Glas befinden und wie viele Sie schon in das andere legen konnten. Es wird zu einer Art Spiel, die Steine in das andere Gefäß zu füllen.

Eine andere Möglichkeit ist es, sich ein Kleidungsstück, in welches Sie gerne hineinpassen möchten, ins Blickfeld zu hängen. Wenn Sie am Morgen den Kleiderschrank öffnen, dann sehen Sie dieses Kleid, den Rock, die Hose oder das Hemd und erinnern sich daran, weshalb Sie Ihre Ernährung umgestellt haben. Das gibt Ihnen jeden Morgen neue Kraft und wenn Sie das Kleidungsstück von Zeit zu Zeit anprobieren, dann können Sie erkennen, dass Sie Ihrem Ziel jeden Tag ein Stückchen näher sind.

Holen Sie sich Unterstützung ins Boot: Die Bildung eines Teams kann wahre Wunder wirken. Es kann sich hierbei um ein Familienmitglied, einen Freund oder auch einen anfangs noch vollkommen fremden handeln. Freunde und Familie haben den Vorteil, dass bereits eine Vertrauensbeziehung besteht. Es kann jedoch passieren, dass diese Beziehung ausgenutzt wird. Dann kann es zum Beispiel sein, dass Sie sich Fehltritte schneller erlauben, denn Sie wissen, dass die andere Person ein Auge zudrücken wird. Vielen Menschen hilft es, sich in einem Verband mit anderen zu fühlen. Handelt es sich um Personen aus der Familie, so können die Einkäufe besser abgestimmt werden und ungesunde Lebensmittel oder solche mit einem hohen Gehalt an Kohlenhydraten werden gar nicht erst ins Haus geschafft. Auch unter Freunden kann es großen Spaß machen, einen Plan auszuarbeiten, dem anderen die eigenen Ziele vorzustellen und sich zu überlegen, wie diese am besten umzusetzen sind. Rezepte können sich gegenseitig zugeschickt werden und gemütliche Abende werden zu einem gemeinsamen Kochvergnügen.

Doch auch der Beitritt in einer Gruppe, wie es diese beispielsweise auf Facebook oder anderen sozialen Netzwerken gibt, kann helfen. Dort ist ein Pluspunkt die Anonymität. Wir haben oft weniger Probleme damit, unsere Ziele und Ängste völlig fremden Menschen offen zu legen, da diese keine Vorurteile haben. Alle Personen, die sich in einer solchen Gruppe befinden, sind dort aus dem gleichen Grund. Das schafft ein starkes Gefühl von Teamarbeit. Man verfolgt seine Ziele nicht nur mehr aus eigenem Antrieb, man fühlt sich auch verantwortlich gegenüber den anderen Gruppenmitgliedern. Fortschritte können gemeinsam gefeiert werden und in manchen Fällen entstehen Freundschaften fürs Leben.

Die Gruppe, egal ob diese aus Freunden oder Fremden besteht, bringt uns weiter. In schweren Momenten, in welchen Sie vielleicht darüber nachdenken aufzugeben, können die anderen Gruppenmitglieder Sie motivieren und Ihnen den Antrieb geben, der Ihnen in einem solchen Augenblick fehlt.

Wie können Sie sich belohnen? Allein das Erreichen eines Zwischenziels ist schon eine kleine Belohnung für sich, denn dadurch wird Ihnen bewusst, dass sich die harte Arbeit auszahlt und Sie Ihren großen Zielen jeden Tag ein Stückchen näher sind. Die Belohnungen müssen gar nicht groß sein. Kleinigkeiten, die Sie glücklich machen! Sie müssen auch nicht mit Essen zu tun haben. Gönnen Sie sich an diesem Tag beispielsweise ein Schaumbad, sehen Sie sich einen Film an oder kaufen Sie sich ein neues Kleidungsstück. Wichtig ist, dass Sie in einem solchen Moment darüber nachdenken, welchen tollen Meilenstein Sie genommen haben und wie diszipliniert Sie an Ihrem Vorhaben arbeiten.

Schreiben Sie Ernährungspläne: Ernährungspläne sind die Basis einer ausgewogenen Ernährung. Viele Ärzte wenden im Zusammenhang mit einer Low Carb Ernährung ein, dass durch den Verzicht auf bestimmte Lebensmittel auch Nährstoffe weggelassen werden, welche für den Körper sehr wichtig sind. Das kann durchaus passieren, jedoch nur, wenn Sie sich keine Gedanken über Ihre Mahlzeiten machen. Dann kann es vorkommen, dass sich mit der Zeit bestimmte Gerichte in Ihren Alltag einschleichen und sich dort so verankern, dass Ihre Ernährung eintönig wird.

Wenn Sie Ernährungspläne schreiben, sei dies für eine Woche oder gar einen ganzen Monat, dann setzen Sie sich aktiv mit Ihrer Ernährung auseinander. Sie können die Mahlzeiten dann so zusammenstellen, dass alle Nährstoffe abgedeckt werden. In diesem Buch finden Sie einen Ernährungsplan für 45 Tage. Diesen können Sie anschließend nach Belieben wiederholen oder die einzelnen Gerichte so zusammenwürfeln, wie es Ihnen beliebt. Nach einigen Versuchen erhalten Sie schnell ein Gefühl dafür, welche Mahlzeiten sich besonders gut kombinieren lassen.

Wie gehen Sie richtig einkaufen? Das Einkaufengehen ist ein sehr wichtiger Bestandteil einer Ernährungsumstellung. Dies ist der entscheidende Moment, denn grundsätzlich lässt sich sagen: Wenn Sie keine unerlaubten Lebensmittel im Haus haben, dann konsumieren Sie auch keine. Die

Hemmschwelle ist in den meisten Fällen zu groß, um nur für Süßigkeiten noch einmal den Weg zum Supermarkt anzutreten.

Stellen Sie sich eine ausführliche Liste der Lebensmittel zusammen, die Sie benötigen. Auch hierfür ist es wichtig, den Ernährungsplan bereits im Voraus aufzuschreiben. Auf diese Weise können Sie leicht überblicken, welche Nahrungsmittel Sie benötigen werden. Planen Sie hierbei für mehrere Tage, denn jeder Gang zum Supermarkt bedeutet, dass Sie den Versuchungen ausgesetzt sind. Achten Sie stets darauf, die Gerichte und einzelnen Bestandteile zu variieren, damit Sie Ihren Körper mit allen notwendigen Nährstoffen versorgen.

Dokumentieren Sie Ihre Reise: Sie haben mehrere Möglichkeiten, wie Sie Ihre Fortschritte und Ihren Alltag dokumentieren können. Schreiben Sie einen Blog, nehmen Sie Videos oder Audios auf oder schreiben Sie ganz klassisch ein Tagebuch. Auf diese Weise können Sie festhalten, wann es Ihnen gut geht. Sie analysieren Ihren Tag und gehen dabei Schritt für Schritt. So können Sie erkennen, ob Sie sich in die richtige Richtung bewegen. Sie bemerken auch, welche Mahlzeiten oder Lebensmittel Ihnen vielleicht weniger gut bekommen und können Veränderungen schnell durchführen.

Wie können Sie Versuchungen umgehen? Versuchungen sind gemein! Gerade, wenn Sie für Backwaren oder Kartoffelauflauf brennen und sich dann für eine Low Carb Ernährung entscheiden. Doch mit Hilfe von gesunden Alternativen kann es Ihnen gelingen, sich selbst zu überlisten. Lasagne muss nicht mit Nudeln zubereitet werden, denn auch Zucchinischeiben sind überaus köstlich. Die Einstellung ist ebenfalls sehr wichtig. Wenn Sie sich durchgehend vorstellen, was Sie gerne essen würden und auf Grund Ihrer Ernährungsumstellung nicht dürfen, dann sind Sie den ganzen Tag über frustriert. Es entwickelt sich ein Gefühl von Verbot. Wenn Sie sich jedoch deutlich vor Augen führen, wie viel besser es Ihrem Körper durch die neue Ernährung geht und welche köstlichen Gerichte Sie trotz des Verzichts auf Kohlenhydrate zubereiten können, dann empfinden Sie Dankbarkeit.

Erklären Sie Ihrem sozialen Umfeld, dass Sie Ihre Ernährung umgestellt haben. Auf diese Weise können sich Ihre Mitmenschen an Sie anpassen. Bei gemeinsamen Grillabenden gibt es dann auch ausreichend Gerichte, die Sie ohne Bedenken verzehren können.

Versuchen Sie, die Süßigkeitenabteilung im Supermarkt strikt zu umgehen. Das ist heute gar nicht mehr so einfach, denn die meisten Geschäfte stellen ihre Waren so auf, dass Sie diese Abteilung unumgänglich ist. Wenn Sie sich jedoch an Ihren Einkaufszettel halten und auf diesem auch gesunde Snacks aufgeschrieben haben, dann fällt es leichter, den Griff ins Chipsregal zu verhindern.

Gehen Sie gerecht mit sich selber um: Sie werden während dieser Reise immer besser darin werden, sich selbst zu analysieren und bei Ihrer Eigenbewertung immer gerechter zu werden. Zu Anfang ist das nicht einfach, denn wir sind es gewohnt, uns vor aller Welt rechtfertigen zu müssen und von vielen mit Vorurteilen betrachtet zu werden.

Während der Ernährungsumstellung müssen Sie sich in verschiedenen Situationen betrachten und entscheiden, ob Sie sich auf dem richtigen Weg befinden oder von diesem abgekommen sind. Wichtig ist hierbei, dass Sie stets ehrlich sind. Wenn Sie sich selbst belügen, dann können Sie mögliche Missstände nicht aufdecken und demnach auch nicht verändern. Doch es ist nicht einfach, das passende Gleichgewicht zu finden. Einerseits müssen Sie Ihre Fortschritte und Fehltritte objektiv betrachten, damit Sie sich nicht rechtfertigen und nicht zu lieb mit sich selbst umgehen. Nur, wenn Sie Ihre Selbstreflektionen gewissenhaft durchführen, können Sie sich positiv weiterentwickeln. Gleichzeitig ist es jedoch wichtig, dass Sie nicht zu hart mit sich ins Gericht gehen. Verurteilen Sie sich selbst zu schnell, so erleben Sie täglich frustrierende Situationen. Das führt dazu, dass Sie trotz einer guten Leistung nie das Gefühl von Erfolg bekommen. Das Gleichgewicht zwischen Ehrlichkeit und Verständnis ist deshalb überaus wichtig.

GRUNDREZEPTE

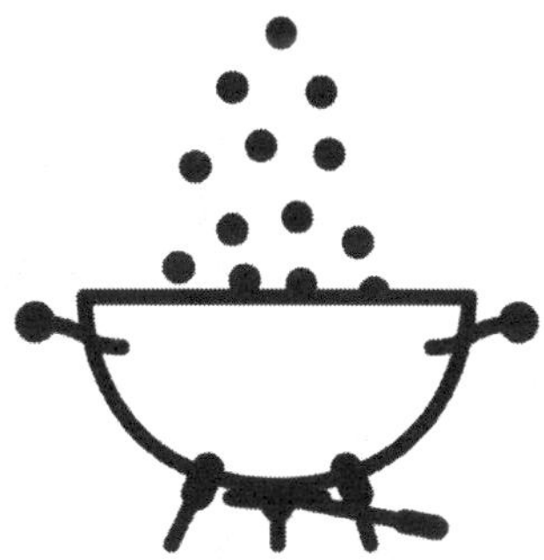

Zubereitungszeit: 8 Min | Portionen: 2

Zutaten:

- 350 g Magerquark
- 70 g Granatapfel
- 1 kleine Banane
- 2 Feigen
- 50 g Blaubeeren
- 50 ml Wasser
- 2 TL Chia

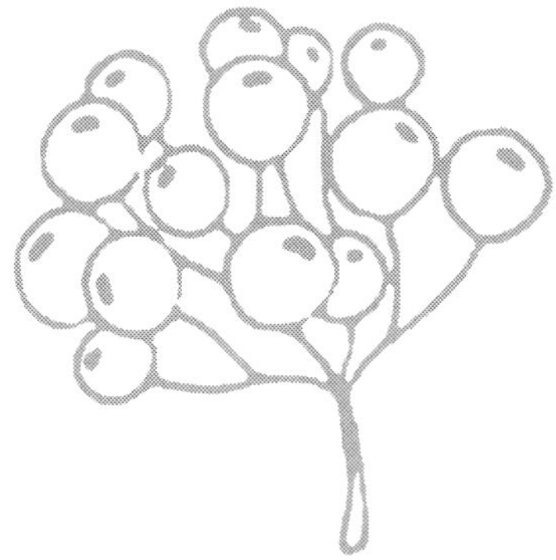

Zubereitung:

1.	Die Beeren pürieren und anschließend mit dem Quark und dem Wasser verrühren.
2.	Die Früchte werden gewaschen, geschält und in die gewünscht-en Formen geschnitten.
3.	Den Früchtequark in zwei Schalen füllen und mit den Früchten garnieren.

Guten Appetit!

Nährwerte pro Portion:

260 kcal | 30 g Kohlenhydrate | 5 g Fett | 23 g Eiweiß

Zubereitungszeit: 12 Min | Portionen: 2

Zutaten:

- 280 g griechischer Joghurt
- 150 g Kaki
- 50 ml Wasser
- 45 g Haferflocken

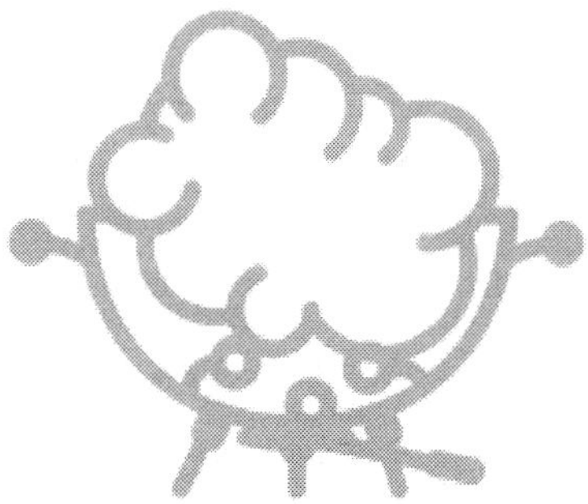

Zubereitung:

1.	Die Haferflocken in einer kleinen, beschichteten Pfanne rösten, bis sie gleichmäßig braun sind und sich das Aroma entfaltet.
2.	Die Kaki wird zu einem Püree verarbeitet. Hierzu die Frucht schälen, zerschneiden und gemeinsam mit dem Wasser pürieren.
3.	Den Joghurt auf zwei Schalen verteilen und mit Fruchtpüree und Müsli garnieren.

Guten Appetit!

Nährwerte pro Portion:

285 kcal | 25 g Kohlenhydrate | 15 g Fett | 9 g Eiweiß

FRÜHSTÜCKSBOWL MIT NÜSSEN UND MOHN

Zubereitungszeit: 8 Min | Portionen: 2

Zutaten:

- 280 g Joghurt
- 25 g Haferflocken
- 80 g Waldbeeren
- 2 TL Mohn
- 4 Mandeln
- 2 Walnüsse
- ¼ Apfel
- 6 Scheiben Banane
- 6 Kürbiskerne
- Agavendicksaft

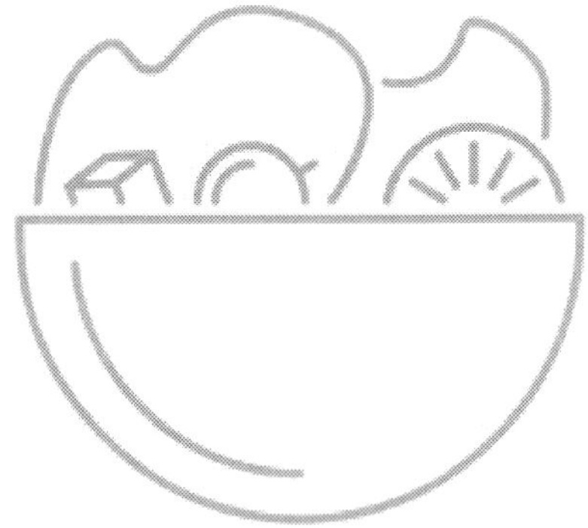

Zubereitung:

1.	2 Esslöffel Beeren zum Garnieren in einer Schale beiseite stellen.
2.	Den Apfel in gleichmäßige Scheiben schneiden und 6 Scheiben zum Garnieren in die Schale zu den Beeren legen. Den Joghurt gemeinsam mit den Apfelscheiben und den Beeren pürieren und bei Bedarf mit etwas Agavendicksaft süßen.
3.	Die Haferflocken zusammen mit den Kürbiskernen in einer Pfanne rösten, bis sich das Aroma entfaltet.
4.	Abschließend den Fruchtjoghurt in zwei Schalen geben und mit Banane, Walnüssen, Mohn, Apfelscheiben, Beeren und den gerösteten Kernen garnieren.

Guten Appetit!

Nährwerte pro Portion:

285 kcal | 26 g Kohlenhydrate | 15 g Fett | 10 g Eiweiß

SCHOKOLADENJOGHURT MIT GRANATAPFEL UND KOKOS-MÜSLI

Zubereitungszeit: 12 Min | Portionen: 2

Zutaten:

- 210 g Joghurt
- 1 EL Kakao
- 3 EL Milch
- 65 g Granatapfel
- 55 g Haferflocken
- 1 EL Kokosraspeln
- 1 TL Agavendicksaft

Zubereitung:

1.	Für das Müsli werden die Haferflocken zusammen mit den Kokosraspeln kurz in einer Pfanne geröstet, bis sich ihr Aroma entfaltet.
2.	In einer großen Schale wird der Joghurt mit dem Kakao, dem Agavendicksaft und der Milch verrührt, bis sich eine homogene Masse bildet.
3.	Diese wird auf zwei Schalen aufgeteilt und mit Granatapfelkernen und Kokos-Müsli garniert.

Guten Appetit!

Nährwerte pro Portion:

250 kcal | 30 g Kohlenhydrate | 10 g Fett | 10 g Eiweiß

Zubereitungszeit: 4 Stunden | Portionen: 10

Zutaten:

- 45 Walnussmehl (oder Mandelmehl)
- 50 g Haselnüsse
- 20 g Walnüsse
- 33 g Sonnenblumenkerne
- 1 ½ EL Chia
- 1 EL Öl
- 2 TL Honig
- 45 g Leinsamen, geschrotet
- 33 g Hanfsamen
- 200 ml Wasser
- 1 TL Salz

Zubereitung:

1.	Die Sonnenblumenkerne mit den geschroteten Leinsamen, den Hanfsamen, dem Salz, den Chiasamen und dem Walnussmehl vermischen. Die Haselnüsse und Walnüsse mit einem Messer hacken und unter die anderen Zutaten mischen.
2.	Den Honig mit dem Öl und dem Wasser verrühren, das Wasser kann etwas warm sein, damit sich der Honig besser auflöst. Die Flüssigkeit nach und nach in die trockenen Zutaten gießen und dabei gut verrühren, bis ein Teig entstanden ist.
3.	Dieses mindestens 2 Stunden quellen lassen, damit sich die einzelnen Bestandteile des Teigs besser verbinden können. Den Ofen auf 190 Grad Celsius erhitzen und den Brotteig zu einem Laib formen oder in eine kleine Brotform füllen.
4.	30 Minuten backen, bis der Teig gar und die Oberfläche knusprig ist. Vor dem Verzehr etwas abkühlen lassen und mit Quark und Kräutern bestreichen oder mit Obst garnieren.

Guten Appetit!

Nährwerte pro Portion:

145 kcal | 3 g Kohlenhydrate | 14 g Fett | 5 g Eiweiß

GRÜNE BOHNEN PFANNE MIT SPIEGELEI

Zubereitungszeit: 25 Min | Portionen: 2

Zutaten:

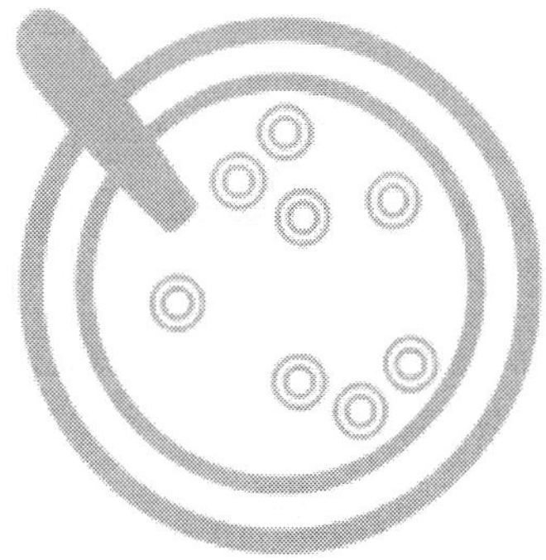

- 100 g Rosenkohl
- 1 kleine rote Paprika
- 275 g grüne Bohnen
- 4 Eier
- 40 g Erbsen
- 2 Zweige Petersilie
- 1 Knoblauchzehe
- 2 EL Olivenöl
- 1 kleine Zwiebel
- Salz und Pfeffer

Zubereitung:

1.	Die Knoblauchzehe und die kleine Zwiebel schälen und in feine Würfel schneiden, die Bohnen waschen, in Würfel schneiden und in kochendem Wasser etwa 5 Minuten köcheln lassen, bis sie beinahe gar sind. Paprika und Rosenkohl kleinschneiden.
2.	Gemüse und Öl in einer Pfanne erhitzen und einige Minuten dünsten, bis das Gemüse gar ist. Anschließend mit Salz und Pfeffer abschmecken und 4 Mulden formen, in welche die Eier gegeben werden.
3.	Die Pfanne mit einem Deckel abdecken, damit die Eier schneller garen.
4.	Vorsichtig auf zwei Teller verteilen und mit frischer, gehackter Petersilie garnieren.

Guten Appetit!

Nährwerte pro Portion:

350 kcal | 20 g Kohlenhydrate | 20 g Fett | 23 g Eiweiß

GRÜNER SPARGEL MIT SPECK UND EI

Zubereitungszeit: 2 Min | Portionen: 15

Zutaten:

- 10 Spargelstangen
- 180 g Bacon
- 3 EL Olivenöl
- 2 Eier
- Salz und Pfeffer

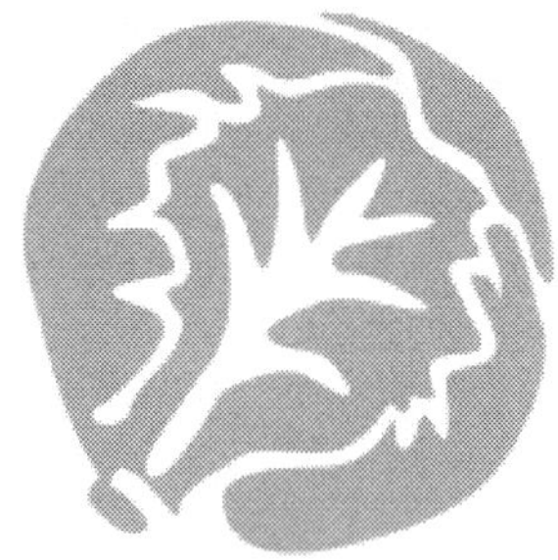

Zubereitung:

1.	Den Spargel vorbereiten: Hierfür trockene Enden entfernen und die Stangen im unteren Teil schälen.
2.	Den Bacon um die Spargelstangen wickeln und anschließend in einer Pfanne gleichmäßig braten, bis Spargel und Bacon gar sind.
3.	Aus der Pfanne nehmen und die Eier braten.
4.	Vor dem Servieren mit Pfeffer und Salz würzen, abschließend auf zwei Teller verteilen.

Guten Appetit!

Nährwerte pro Portion:

550 kcal | 5 g Kohlenhydrate | 45 g Fett | 25 g Eiweiß

SÜSSKARTOFFEL MIT AVOCADO UND EI

Zubereitungszeit: 35 Min | Portionen: 2

Zutaten:

- 1 Avocado
- 2 Eier
- ½ Süßkartoffel (140 g)
- 3 EL Olivenöl
- 1 TL Limettensaft
- Pfeffer und Salz

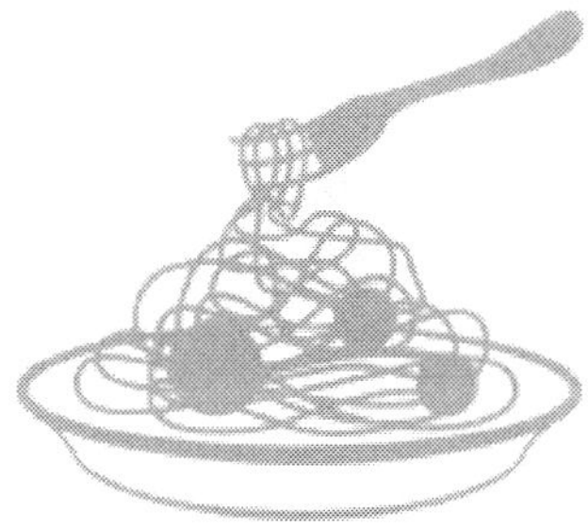

Zubereitung:

1.	Die Süßkartoffel wird der Länge nach halbiert und anschließend in zwei etwa gleich dicke Scheiben geschnitten. Anschließend werden die Hälften mit Öl bepinselt und im Ofen 12 Minuten bei 165 Grad Celsius gebacken, sodass sie beinahe gar sind.
2.	Dann wird die Süßkartoffel in einer heißen Pfanne gebraten, damit die Oberflächen der Scheiben knusprig werden.
3.	Währenddessen werden die Eier 8 Minuten in Wasser gekocht, bis sie hart sind. Nachdem sie unter kaltem Wasser abgeschreckt wurden, können sie gepellt werden.
4.	Die Avocado wird halbiert, entsteint und das Fruchtfleisch in einer Schale mit etwas Limettensaft zerdrückt, bis ein homogenes Mus entstanden ist.
5.	Abschließend werden die Süßkartoffelscheiben mit dem Avocadomus bestrichen und mit Scheiben von hartgekochtem Ei belegt.

Guten Appetit!

Nährwerte pro Portion:

520 kcal | 13 g Kohlenhydrate | 45 g Fett | 10 g Eiweiß

KÖSTLICHE FRITTATA MIT SALAT

Zubereitungszeit: 50 Min | Portionen: 2

Zutaten:

- 6 Eier
- 150 g Cherrytomaten
- 2 Frühlingszwiebeln
- 2 EL Olivenöl
- 100 g Parmesan, gerieben
- 180 ml Sahne
- 1 Möhre
- 250 g Gurke
- 2 Zweige Dill
- 1 EL Zitronensaft
- Pfeffer und Salz

Zubereitung:

1.	Die Tomaten werden halbiert und die Frühlingszwiebeln in dünne Ringe geschnitten. In einer Schale werden Eier und Sahne verquirlt und anschließend die Tomaten, die Frühlingszwiebeln und der Käse untergehoben.
2.	Mit etwas Pfeffer und Salz würzen und in einer Pfanne bei 175 Grad Celsius im Ofen für etwa 35 Minuten backen lassen, bis das Ei vollkommen gestockt ist.
3.	Währenddessen für den Salat Möhre und Gurke waschen und in dünne Scheiben schneiden. Die Frühlingszwiebel wird in feine Streifen geschnitten und zusammen mit Möhre und Gurke in eine Schale gegeben.
4.	Aus Olivenöl, Zitronensaft, Pfeffer, Salz und gehacktem Dill ein Dressing zubereiten und dieses über den Salat geben.
5.	Die Frittata aus dem Ofen nehmen, auf zwei Teller verteilen und mit Salat anrichten.

Guten Appetit!

Nährwerte pro Portion:

1000 kcal | 20 g Kohlenhydrate | 85 g Fett | 45 g Eiweiß

HÄHNCHENBRUST MIT ROSENKOHL UND MÖHRE

Zubereitungszeit: 35 Min | Portionen: 2

Zutaten:

- 2 Stk. Hähnchenbrust
- 2 EL Olivenöl
- 150 g Rosenkohl
- 1 Zwiebel
- 1 große Möhre
- 1 Knoblauchzehe
- 2 Zweige Petersilie
- ½ TL Paprikapulver, edelsüß
- Salz und Pfeffer

Zubereitung:

1.	Die Möhre wird in Scheiben geschnitten, der Rosenkohl gewaschen und halbiert. Zwiebel und Knoblauch in feine Würfel schneiden.
2.	Die Hähnchenbrust mit Paprikapulver, Pfeffer und Salz würzen und anschließend in einer Pfanne scharf anbraten. Die Temperatur herunterschalten und das Fleisch bei niedriger Hitze weiterbraten. 15 Minuten bevor das Fleisch gar ist wird das Gemüse mit in die Pfanne gegeben.
3.	Sobald Fleisch und Gemüse fertig sind, werden sie auf zwei Tellern angerichtet.

Guten Appetit!

Nährwerte pro Portion:

380 kcal | 15 g Kohlenhydrate | 10 g Fett | 50 g Eiweiß

KÖSTLICHES OMELETT

Zubereitungszeit: 25 Min | Portionen: 2

Zutaten:

- 5 Eier
- 2 EL Milch
- 45 g Erbsen
- 1 kleine Zwiebel
- ¼ Paprika
- 8 Cherrytomaten
- 50 g Mais
- 1 Knoblauchzehe
- 4 Zweige Petersilie
- 4 EL Olivenöl
- 2 Zweige Thymian
- Salz und Pfeffer

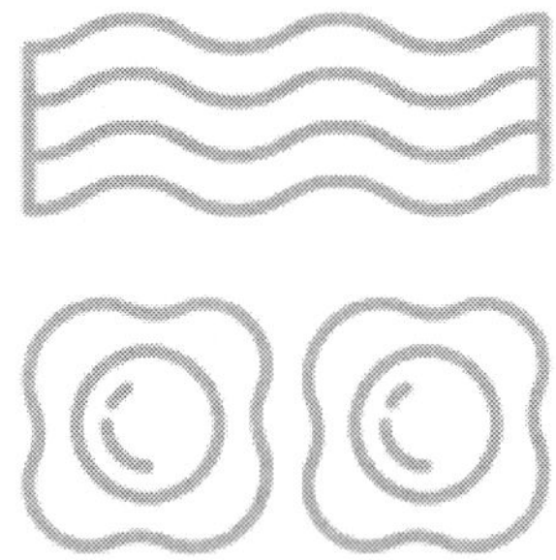

Zubereitung:

1.	Zwiebel und Knoblauch klein würfeln und in etwas Olivenöl einige Minuten in einer Pfanne dünsten. Währenddessen die Tomaten waschen und halbieren. Anschließend die Paprika in kleine Würfel schneiden. Dann Mais, Paprika, Erbsen und Tomaten in die Pfanne füllen und einige Minuten dünsten.
2.	Eier und Milch in einer Schüssel verquirlen, das Gemüse in der Pfanne gleichmäßig verteilen und anschließend das Ei darüber gießen.
3.	Die Hitze herunterstellen und das Omelett braten. Anschließend vorsichtig wenden und weiter braten, bis das Ei gestockt ist.
4.	Die Kräuter waschen, die Blättchen von den Stängeln zupfen und fein hacken. Über das Omelett streuen und heiß genießen.

Guten Appetit!

Nährwerte pro Portion:

700 kcal | 15 g Kohlenhydrate | 55 g Fett | 25 g Eiweiß

Zubereitungszeit: 10 Min | Portionen: 2

Zutaten:

- 100 g Räucherlachs
- 4 Scheiben des Low Carb Brots
- 2 Eier
- 4 Cherrytomaten
- 30 g Butter
- Pfeffer

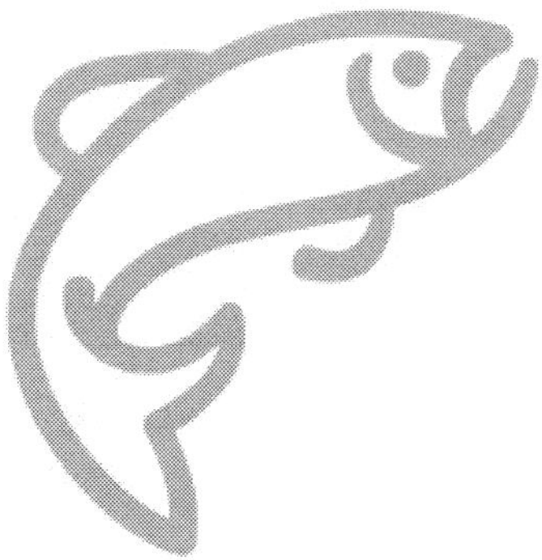

Zubereitung:

1.	Die Eier in kochendes Wasser legen und hart kochen.
2.	Anschließend abkühlen lassen, pellen und in Viertel schneiden.
3.	Die Cherrytomaten waschen und in dünne Scheiben schneiden. Die Rauke waschen, trocknen und grob hacken.
4.	Die Butter auf das Brot streichen, mit Räucherlachs und Rauke belegen und abschließend mit den Tomaten und den Eierscheiben garnieren.

Guten Appetit!

Nährwerte pro Portion:

700 kcal | 30 g Kohlenhydrate | 45 g Fett | 31 g Eiweiß

ITALIENISCHER TOMATENSALAT

Zubereitungszeit: 7 Min | Portionen: 2

Zutaten:

- 400 g Cherrytomaten
- 2 EL Olivenöl
- 3 Zweige Basilikum
- 2 Zweige Petersilie
- 2 EL Balsamico-Essig
- Salz und Pfeffer

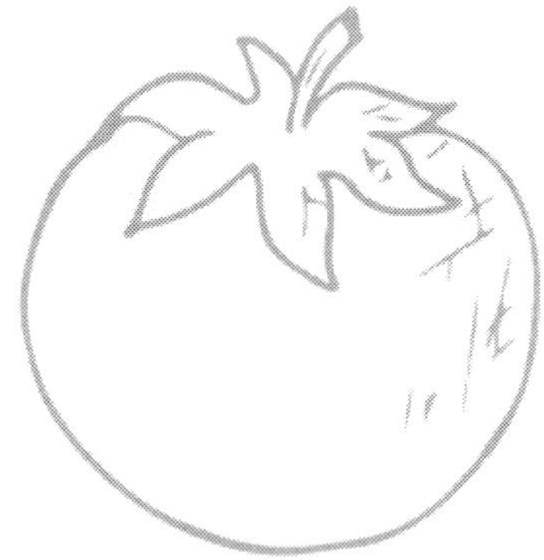

Zubereitung:

1.	Die Tomaten waschen und halbieren. Die Kräuter waschen, die Blätter von den Stängeln zupfen und hacken.
2.	Anschließend die Tomaten auf einen flachen Teller legen und die gehackten Kräuter darüber streuen. Mit Essig und Öl beträufeln und abschließend mit etwas Salz und Pfeffer würzen.

Guten Appetit!

Nährwerte pro Portion:

70 kcal | 12 g Kohlenhydrate | 5 g Fett | 1 g Eiweiß

HERBER ROSENKOHL-SALAT

Zubereitungszeit: 25 Min | Portionen: 2

Zutaten:

- 350 g Rosenkohl
- 60 g Parmesan, gerieben
- 1 EL Butter
- 60 g Mandeln, gehackt
- 100 g Wirsingkohl
- Salz und Pfeffer

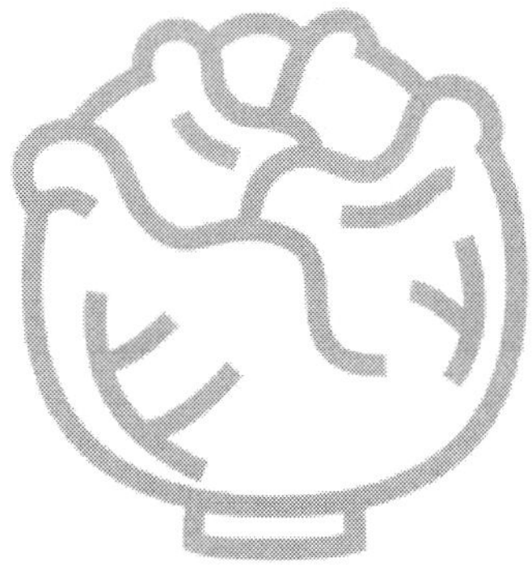

Zubereitung:

1.	Den Wirsingkohl waschen und in mundgerechte Stücke zupfen.
2.	Anschließend in einem Topf mit wenig Wasser einige Minuten dampfgaren, sodass er noch bissfest bleibt. Den Kohl herausnehmen, den Rosenkohl säubern, vierteln und in den Topf geben, sodass er ebenfalls dampfgegart werden kann.
3.	Nach 5 Minuten kann der Rosenkohl aus dem Topf genommen und in mundgerechte Stücke geschnitten werden. Nun den Rosenkohl in einer Pfanne in Butter braten, damit er noch aromatischer wird.
4.	Den Wirsing ebenfalls in die Pfanne geben. Mandeln und Käse über den Kohl streuen
5.	Abschließend mit Pfeffer und Salz würzen und auf zwei Tellern anrichten.

Guten Appetit!

Nährwerte pro Portion:

690 kcal | 11 g Kohlenhydrate | 60 g Fett | 25 g Eiweiß

KÖSTLICHES PILZ-OMELETT

Zubereitungszeit: 15 Min | Portionen: 2

Zutaten:

- 5 Eier
- 1 Knoblauchzehe
- 1 kleine Zwiebel
- 30 ml Milch
- 4 große Champignons
- 2 Zweige Thymian
- 1 Zweige Petersilie
- 2 EL Olivenöl
- Salz und Pfeffer

Zubereitung:

1.	Die Champignons säubern, in dicke Scheiben schneiden und in eine beschichtete Pfanne mit etwas Olivenöl legen.
2.	Die kleine Zwiebel und die Knoblauchzehe in feine Würfel schneiden und gemeinsam mit den Pilzen einige Minuten dünsten, bis die Pilze weich werden. Währenddessen die Eier in einer Schale mit der Milch verquirlen und würzen.
3.	Die Pilze aus der Pfanne entfernen und das Ei hineingießen. Nach einigen Minuten vorsichtig wenden und weiter braten lassen, bis das Ei gestockt ist. Die Kräuter waschen, von den Stielen zupfen und hacken.
4.	Das Omelett aus der Pfanne herausnehmen, in zwei Portionen teilen und mit Pilzen und Kräutern garnieren.

Guten Appetit!

Nährwerte pro Portion:

350 kcal | 5 g Kohlenhydrate | 30 g Fett | 23 g Eiweiß

Zubereitungszeit: 55 Min | Portionen: 12

Zutaten:

- 8 Eier
- 4 EL Apfelmus
- 1 Pck. Backpulver
- 2 EL Öl
- 3 Äpfel
- 2 EL Honig
- 3 eL Kokosmilch
- 4 EL Kokosmehl
- 2 TL Zimt
- Salz

Zubereitung:

1.	Zwei Äpfel waschen, trocken tupfen und würfeln. Anschließend mit etwas Wasser in einem kleinen Topf dünsten, bis sie weich werden.
2.	In einer Schale das Backpulver mit dem Kokosmehl, einer Prise Salz und dem Zimt vermischen. In einer anderen Schale das Apfelmus mit den Eiern, dem Öl, dem Honig und der Kokosmilch verrühren.
3.	Die trockenen Zutaten in die Schale mit den flüssigen Zutaten rühren und zum Schluss die gekochten Apfelstücke unterrühren.
4.	Den Ofen auf 180 Grad Celsius vorheizen. Den Teig auf 12 kleine Muffinförmchen verteilen. Diese vorher mit etwas Öl einfetten oder mit einer Papierform auskleiden.
5.	Den dritten Apfel in kleine Würfel schneiden und diese vorsichtig in den Muffinteig drücken. Die Muffins 35 Minuten backen, bis sie gleichmäßig goldbraun sind. Vor dem Verzehr etwas abkühlen lassen.

Guten Appetit!

Nährwerte pro Portion:

120 kcal | 13 g Kohlenhydrate | 5 g Fett | 5 g Eiweiß

JOGHURT MIT FRISCHEN KIRSCHEN

Zubereitungszeit: 10 Min | Portionen: 2

Zutaten:

- 380 g Joghurt
- 25 g Schokoplättchen
- 200 g Kirschen
- 60 g Kokosraspel
- Honig nach Bedarf

Zubereitung:

1.	10 Kirschen zum Garnieren beiseite legen, die übrigbleibenden waschen und entsteinen, in einen Becher geben und zu einem homogenen Püree mixen.
2.	Den Joghurt auf zwei Schalen verteilen, das Kirschpüree mit Honig abschmecken und gleichmäßig auf dem Joghurt verteilen.
3.	Anschließend die beiseite gelegten Kirschen vorsichtig auf den Joghurt legen und alles mit den Schokoplättchen und den Kokosraspeln garnieren.

Guten Appetit!

Nährwerte pro Portion:

450 kcal | 25 g Kohlenhydrate | 30 g Fett | 15 g Eiweiß

Zubereitungszeit: 15 Min | Portionen: 2

Zutaten:

- 200 g Honigmelone
- 65 g Erdbeeren
- 5 EL frischer Orangensaft
- 2 Pfirsiche
- 1 Apfel

Zubereitung:

1.	Die Erdbeeren waschen, trocken tupfen und in Stücke schneiden. Die Pfirsiche waschen, trocknen, entsteinen und in Würfel schneiden, die Melone ebenfalls würfeln und den Apfel in Scheiben schneiden.
2.	Eine Orange pressen, damit der Orangensaft ganz frisch ist.
3.	Alle Zutaten in einer Schüssel vorsichtig vermischen, damit die Erdbeeren nicht matschig werden und sich der Orangensaft gleichmäßig verteilen kann.
4.	5 Minuten ziehen lassen und auf zwei kleine Schalen verteilen.

Guten Appetit!

Nährwerte pro Portion:

140 kcal | 30 g Kohlenhydrate | 1 g Fett | 3 g Eiweiß

GESUNDE MILCHSCHNITTEN

Zubereitungszeit: 12 | Portionen: 12

Zutaten:

- 75 g Eiweißpulver
- 1 Pck. Backpulver
- 3 Eigelb
- 4 Eiweiß
- 2 TL Kakaopulver
- 100 ml Sojamilch
- 35 g Eiweißpulver
- 250 g Quark

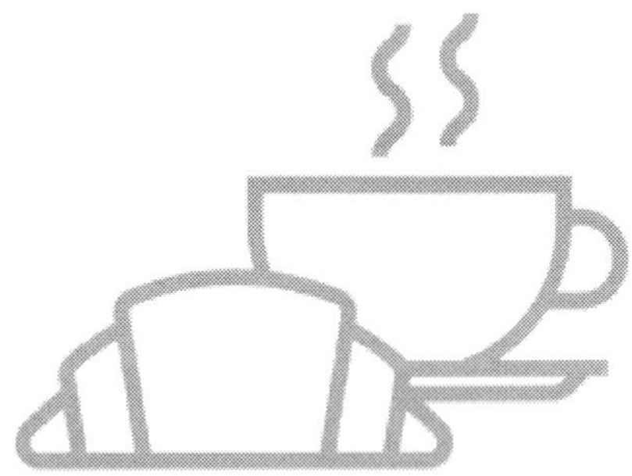

Zubereitung:

1.	Eigelb, Kakaopulver, Eiweißpulver, Milch, und Backpulver verrühren. Das Eiweiß in einem Gefäß mit einem Rührgerät auf höchster Stufe steif schlagen und vorsichtig unter den Teig heben.
2.	Ein Backblech mit Backpapier auslegen und die Masse gleichmäßig darauf verteilen. Den Backofen auf 145 Grad Celsius vorheizen und den Teig 18 Minuten backen.
3.	Anschließend aus dem Ofen nehmen und auskühlen lassen. Währenddessen für die Füllung den Quark mit Eiweißpulver und einigen Esslöffeln Sojamilch verrühren, sodass eine homogene Füllung entsteht.
4.	Den Teig auf dem Backblech in 24 ungefähr gleichgroße Streifen schneiden.
5.	Die Hälfte der Stücke mit der Füllung bestreichen und anschließend mit der anderen Hälfte der Teigstücke zudecken.

Guten Appetit!

Nährwerte pro Portion:

130 kcal | 3 g Kohlenhydrate | 7 g Fett | 24 g Eiweiß

MÖHRENSMOOTHIE

Zubereitungszeit: 5 Min | Portionen: 2

Zutaten:

- 2 Möhren
- 2 Orangen
- 1 kleiner Apfel
- 200 ml Wasser
- 1 TL Ingwer
- ½ TL Zimt

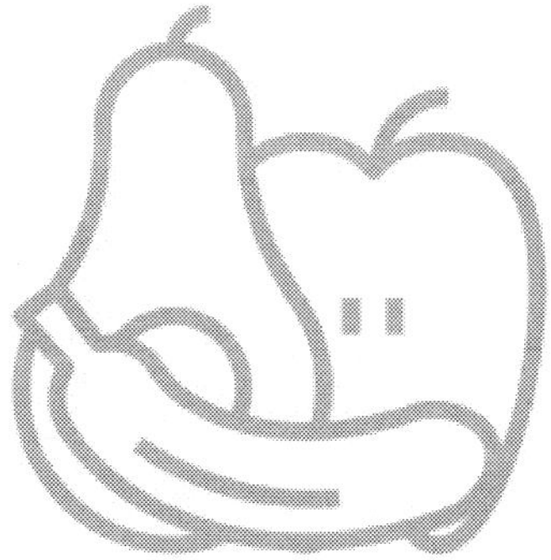

Zubereitung:

1.	Die Möhren und den Apfel waschen, schälen und würfeln.
2.	Die Orangen auspressen und ihren Saft gemeinsam mit den Apfel- und Möhrenwürfeln, dem Wasser, Ingwer und Zimt in einen Mixer geben.
3.	Pürieren, bis der Smoothie die gewünschte Konsistenz erreicht hat.

Guten Appetit!

Nährwerte pro Portion:

115 kcal | 25 g Kohlenhydrate | 0 g Fett | 3 g Eiweiß

GRÜNER SMOOTHIE

Zubereitungszeit: 10 Min | Portionen: 2

Zutaten:

- 4 Datteln
- 200 ml Wasser
- 40 g Spinat
- 130 g Avocado
- 150 g Banane

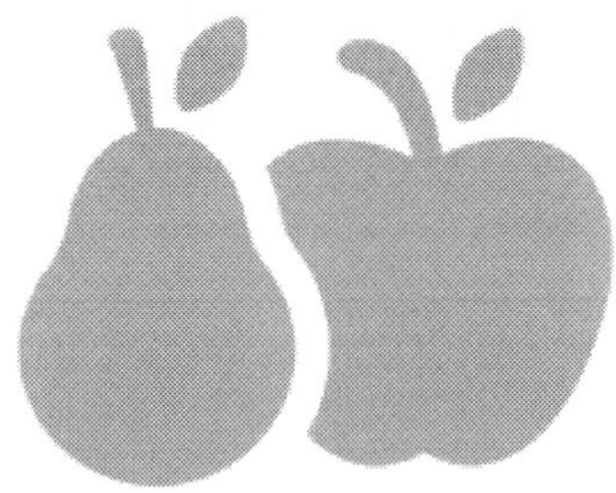

Zubereitung:

1.	Die Banane schälen und in Stücke schneiden. Den Spinat waschen und trocken schütteln, die Datteln halbieren und entsteinen.
2.	Das Fruchtfleisch der Avocado aus der Schale lösen und alle Zutaten zusammen mit dem Wasser in einen Mixbecher geben.
3.	Pürieren, bis die gewünschte Konsistenz erreicht ist. Sofort verzehren, damit sich die verschiedenen Inhaltsstoffe des Smoothies nicht trennen.

Guten Appetit!

Nährwerte pro Portion:

200 kcal | 25 g Kohlenhydrate | 7 g Fett | 3 g Eiweiß

Der menschliche Körper funktioniert auf der Grundlage von Gewohnheiten. Aus diesem Grund ist eine Ernährungsumstellung besonders in den ersten Wochen so schwer durchzuhalten. Haben Sie diese Hürde erst einmal genommen, so ist der Rest vor allem Kopfsache.

Aus diesem Grund bekommen Sie in diesem Buch einen Plan über 45 Tage, nach welchem Sie sich ernähren können. Sie lernen hierdurch verschiedene Rezepte kennen und machen sich ein Bild davon, wie Sie die unterschiedlichen Gerichte über den Tag hinweg verteilen und kombinieren können. Diesen Ernährungsplan können Sie anschließend wiederholen oder die Rezepte so durcheinander würfeln, wie es Ihnen beliebt.

Damit Sie besonders in der anstrengenden Anfangsphase so viel Unterstützung wie möglich haben und sich nicht stundenlang mit der Planung Ihrer Mahlzeiten befassen müssen, steht Ihnen dieser Ernährungsplan zur Verfügung. Auf diese Weise wird es Ihnen gelingen, Ihre neue Ernährung mit relativ geringem Aufwand in Ihren anstrengenden Arbeitsalltag zu integrieren.

Frühstück: **Waffeln**

Zubereitungszeit: 25 Min | Portionen: 2

Zutaten:

- 110 g Quark
- 7 EL Eiweißmehl
- 60 g Butter
- 4 Eier
- 1 EL Öl
- Honig nach Bedarf

Zubereitung:

1.	Die Butter in einem kleinen Topf zerlassen und mit dem Quark verrühren. Etwas Honig, das Eiweißmehl und die Eier unterrühren, bis ein glatter Teig entsteht.
2.	Das Waffeleisen erhitzen, mit etwas Öl bestreichen und die Waffeln darin backen, bis sie goldgelb sind.
3.	Mit Obst nach Wahl garnieren.

Guten Appetit!

Nährwerte pro Portion: 660 kcal | 9 g Kohlenhydrate | 55 g Fett | 30 g Eiweiß

Mittag: **grüne Bohnen Pfanne mit Spiegelei**

Abend: **fruchtiger Obstsalat**

Frühstück: **Frühstücksbowl mit Blaubeeren und Granatapfel**

Mittag: **Herrlich leichte Gemüsepfanne**

Zubereitungszeit: 20 Min | Portionen: 2

Zutaten:

- 115 g rote Paprika
- 115 g gelbe Paprika
- 2 Möhren
- 200 g Brokkoli
- 1 kleine Zwiebel
- 180 g Zuckererbsen
- 2 EL Öl
- 1 Handvoll frische Kräuter
- Salz und Pfeffer

Zubereitung:

1.	Den Brokkoli waschen und in kleine Röschen schneiden. Etwas Salzwasser in einem Topf zum Kochen bringen und den Brokkoli darin einige Minuten kochen lassen, damit er gar und gleichzeitig bissfest ist.
2.	Währenddessen die Zuckererbsen waschen und trocknen. Die Zwiebel in grobe Ringe schneiden und die Paprika fein würfeln. Die Möhre waschen, schälen und mit einem kleinen Messer in Stifte schneiden.
3.	Das Gemüse gemeinsam in eine beschichtete Pfanne mit Öl geben und etwa 10 Minuten unter regelmäßigem Wenden dünsten, bis es gar ist.
4.	Die Kräuter waschen, trocken schütteln und hacken. Den Herd ausschalten, den Brokkoli vorsichtig unterheben und die Kräuter über das Gericht streuen.
5.	Auf zwei Teller verteilen und heiß genießen.

Guten Appetit!

Nährwerte pro Portion: 240 kcal | 25 g Kohlenhydrate | 10 g Fett | 10 g Eiweiß

Abend: **köstliches Omelett**

Frühstück: **Müsli mit Joghurt**

Mittag: **grüne Bohnen Pfanne mit Spiegelei**

Abend: **Fisch in fruchtiger Soße**

Zubereitungszeit: 25 Min | Portionen: 2

Zutaten:

- 300 g Doradenfilet
- 1 kleine rote Paprika
- 50 g Spinat
- 1 kleine Gurke
- 1 kleine Mango
- 1 EL Zitronensaft
- 2 EL Olivenöl
- 2 Zweige Dill
- 1 Zweig Thymian
- Pfeffer und Salz

Zubereitung:

1.	Den Fisch säubern und anschließend mit etwas Salz und Pfeffer würzen. Einen Esslöffel des Öls in einer beschichteten Pfanne erhitzen und den Fisch darin beidseitig einige Minuten braten, bis er gar ist.
2.	Die Temperatur nicht zu hoch stellen und den Fisch vorsichtig wenden, damit er nicht zerfällt.
3.	Währenddessen die Paprika, die Mango und die Gurke waschen und in kleine Würfel schneiden. Den Spinat waschen und trocken schütteln. Anschließend auf zwei Tellern verteilen und den Fisch vorsichtig darauf verteilen.
4.	Die Kräuter waschen, trocken schütteln, die Blättchen von den Stängel zupfen und fein hacken. Aus Zitronensaft und Olivenöl ein Dressing herstellen und dieses mit dem Salat vermischen.
5.	Den Salat anschließend auf dem Fisch verteilen und mit gehackten Kräutern bestreuen.

Guten Appetit!

Nährwerte pro Portion: 325 kcal | 13 g Kohlenhydrate | 15 g Fett | 35 g Eiweiß

Frühstück: **aromatische Käsetaler**

Zubereitungszeit: 20 Min | Portionen: 2

Zutaten:

- 65 g Cherrytomaten
- 25 g Vollkornmehl
- 105 g Hüttenkäse
- 2 Zweige Petersilie
- 2 Zweige Rosmarin
- 6 Stängel Schnittlauch
- 1 EL Olivenöl
- 4 Scheiben Gurke
- Salz und Pfeffer

Zubereitung:

1.	Mehl und Käse in einer Schale vermischen. Die Cherrytomaten waschen und schneiden, die Kräuter waschen und hacken.
2.	Beides zu der Käsemischung geben und mit Pfeffer und Salz abschmecken.
3.	Die Käsemasse zu 4 Talern formen und anschließend in einer Pfanne braten, bis sie von beiden Seiten goldgelb sind.
4.	Auf zwei Teller verteilen und mit Gurke garnieren.

Guten Appetit!

Nährwerte pro Portion: 125 kcal | 5 g Kohlenhydrate | 4 g Fett | 4 g Eiweiß

Mittag: **grüner Spargel mit Speck und Ei**

Abend: **Joghurt mit frischen Kirschen**

Frühstück: **Frühstücksbowl mit Nüssen und Mohn**

Mittag: **Deftiges Rindergulasch**

Zubereitungszeit: 130 Min | Portionen: 2

Zutaten:

- 350 g Rindfleisch
- 1 TL Tomatenmark
- 1 EL Öl
- 80 ml Rotwein
- 200 ml Rinderbrühe
- 1 Lorbeerblatt
- 1 Zwiebel
- 2 Knoblauchzehen
- 2 Zweige Thymian
- Pfeffer und Salz

Zubereitung:

1.	Das Fleisch in mittlere Würfel schneiden und in einer tiefen Pfanne in Öl scharf anbraten. Wenden, damit die Fleischwürfel gleichmäßig garen.
2.	Nach 10 Minuten mit dem Rotwein und der Rinderbrühe ablöschen.
3.	Die Zwiebel in feine Ringe schneiden und den Knoblauch hacken. Beides gemeinsam mit dem Lorbeerblatt in die Pfanne geben. Das Tomatenmark unterrühren und die Pfanne mit einem Deckel schließen.
4.	Eine Stunde bei niedriger Hitze köcheln lassen, damit das Fleisch zart wird und die Zwiebel verkocht. Nach knapp zwei Stunden ist die Flüssigkeit beinahe vollständig verkocht.
5.	Dann erst mit Salz und Pfeffer würzen, damit die Mengen richtig eingeschätzt werden können. Zum Servieren mit frischem Thymian garnieren.

Guten Appetit!

Nährwerte pro Portion: 270 kcal | 3 g Kohlenhydrate | 12 g Fett | 40 g Eiweiß

Abend: **Brot mit Räucherlachs und Rauke**

Frühstück: **Schokoladenjoghurt mit Granatpfel und Kokos-Müsli**

Mittag: **Süßkartoffel mit Avocado und Ei**

Abend: **Leichter Salat für den Abend**

Zubereitungszeit: 15 Min | Portionen: 2

Zutaten:

- 200 g Cherrytomaten
- 1 Frühlingszwiebel
- 100 g Kichererbsen
- 1 kleine Gurke
- 2 EL Olivenöl
- 1 TL Zitronensaft
- Salz und Pfeffer

Zubereitung:

1.	Die Kichererbsen aus dem Glas oder der Dose in ein Sieb füllen und mit kaltem Wasser abspülen, bis sie vollkommen sauber sind. Die Cherrytomaten waschen, trocknen und vierteln.
2.	Die Gurke waschen und je nach Belieben schälen oder ungeschält lassen. Die Gurke in kleine Würfel schneiden und gemeinsam mit den Kichererbsen und den Tomaten in einer Schale vermischen.
3.	Aus Zitronensaft, Olivenöl, Pfeffer und Salz ein leichtes Dressing zusammenrühren und dieses über den Salat gießen.
4.	Einige Minuten ziehen lassen und zum Servieren in zwei kleine Schalen füllen.

Guten Appetit!

Nährwerte pro Portion: 150 kcal | 10 g Kohlenhydrate | 15 g Fett | 5 g Eiweiß

Frühstück: **Frische gefüllte Gurke**

Zubereitungszeit: 12 Min | Portionen: 2

Zutaten:

- 6 Cherrytomaten
- 2 kleine Gurken
- 155 g körniger Frischkäse
- 3 Zweige Basilikum
- 1 Frühlingszwiebel
- 2 TL Sesam
- Salz und Pfeffer

Zubereitung:

1.	Die Gurken waschen, der Länge nach halbieren und mit einem Löffel vorsichtig das Fruchtfleisch herauskratzen. Die Tomaten waschen und würfeln. Die Frühlingszwiebel in feine Ringe schneiden.
2.	Den Basilikum von den Zweigen rupfen und kleinhacken. 4 Blätter zum Garnieren beiseite legen. Die Sesamkörner in einer Pfanne kurz anrösten, damit sich ihr Aroma besser entfalten kann.
3.	Frischkäse, Tomatenwürfel, und Basilikum vermischen und mit Pfeffer und Salz würzen.
4.	Die Gurken mit der Käsemischung füllen, mit Frühlingszwiebel und Sesam bestreuen und zum Servieren mit Basilikum garnieren.

Guten Appetit!

Nährwerte pro Portion: 110 kcal | 6 g Kohlenhydrate | 2 g Fett | 13 g Eiweiß

Mittag: **Köstliche Frittata mit Salat**

Abend: **Italienischer Tomatensalat**

Frühstück: **Low Carb Brot**

Mittag: **Mediterranes Omelett**

Zubereitungszeit: 22 Min | Portionen: 2

Zutaten:

- 5 Eier
- 90 g Aubergine
- 3 EL Milch
- 220 g Cherrytomaten
- 2 Zweige Basilikum
- 2 Zweige Thymian
- 3 EL Olivenöl
- Salz und Pfeffer

Zubereitung:

1.	Die Aubergine in feine Scheiben oder kleine Würfel schneiden. Die Tomaten waschen und halbieren. Die Aubergine in einer beschichteten Pfanne einige Minuten in Öl anbraten.
2.	Dann die Tomaten hinzugeben. Währenddessen die Eier in einer Schale mit der Milch verquirlen. Etwas Salz hinzugeben, damit sich dieses gleichmäßig verteilen kann.
3.	Die Tomaten und Aubergine in der Pfanne gleichmäßig verteilen und das Ei darüber gießen. Von beiden Seiten einige Minuten bei mittlerer bis schwacher Hitze braten, bis das Ei vollkommen gestockt ist.
4.	Aus der Pfanne nehmen und auf zwei Teller aufteilen. Die Kräuter waschen, trocken schütteln und die Blättchen von den Stielen zupfen.
5.	Den Basilikum etwas hacken und anschließend die Kräuter, sowie etwas Pfeffer über dem Omelett verteilen.

Guten Appetit!

Nährwerte pro Portion: 400 kcal | 6 g Kohlenhydrate | 15 g Fett | 23 g Eiweiß

Abend: **herber Rosenkohl-Salat**

Frühstück: **Frühstücksbowl mit Blaubeeren und Granatapfel**

Mittag: **Köstliches Pilz-Omelett**

Abend: **Köstliche Kürbis-Creme**

Zubereitungszeit: 35 Min | Portionen: 2

Zutaten:

- 150 g Hokkaido Kürbis
- 300 ml Wasser oder Gemüsebrühe
- 1 Knoblauchzehe
- 1 kleine Zwiebel
- 1 Möhre
- 2 TL Kürbiskerne
- 1 cm Ingwer
- 2 TL Schmand
- 1 TL Olivenöl
- 1 TL Limettensaft
- Pfeffer und Salz

Zubereitung:

1.	Die Zwiebel und die Knoblauchzehe schälen und in kleine Würfel schneiden. Den Kürbis waschen und würfeln. Hokkaido Kürbis muss nicht geschält werden, die Schale kann problemlos mitgegessen werden. Die Möhre schälen und in große Scheiben schneiden.
2.	Das Gemüse zusammen in einen beschichteten Topf geben und unter regelmäßigem wenden 10 Minuten in Olivenöl dünsten. Auf diese Weise entfalten sich die Aromen besser. Anschließend mit der Brühe oder dem Wasser ablöschen, einmal aufkochen lassen und mit Pfeffer und Salz würzen.
3.	Den Ingwer schälen und etwas hacken. Anschließend ebenfalls in die Suppe geben und zusammen mit den anderen Zutaten 13 Minuten köcheln lassen.
4.	Den Herd ausstellen und die Suppe mit einem Pürierstab mixen, bis eine homogene Creme entstanden ist.
5.	Die Kürbiskerne in einer kleinen Pfanne kurz anrösten, damit sich ihr Aroma entfaltet. Anschließend die Creme in zwei Schalen füllen, mit Limettensaft beträufeln, einen Teelöffel Schmand hineingeben und mit den Kürbiskernen bestreuen.

Guten Appetit!

Nährwerte pro Portion: 180 kcal | 15 g Kohlenhydrate | 10 g Fett | 5 g Eiweiß

Frühstück: **Fruchtiger Chia-Pudding**

Zubereitungszeit: 120 Min | Portionen: 2

Zutaten:

- 2 TL Chia
- 200 g Quark
- 1 EL Joghurt
- 180 g Erdbeeren
- 2 TL Honig
- 40 g Johannisbeeren
- 2 EL Milch

Zubereitung:

1.	Die Erdbeeren säubern und 130 g mixen. Anschließend mit den Chiasamen, dem Joghurt, der Milch, dem Quark und dem Honig verrühren und im Kühlschrank eine Stunde ziehen lassen.
2.	Die Johannisbeeren waschen, die restlichen Erdbeeren in Stifte schneiden und die Schale mit dem Chiapudding aus dem Kühlschrank nehmen.
3.	Den Pudding auf zwei kleine Glasschalen verteilen und mit den Erdbeeren und Johannisbeeren garnieren.

Guten Appetit!

Nährwerte pro Portion: 180 kcal | 13 g Kohlenhydrate | 8 g Fett | 16 g Eiweiß

Mittag: **Grüner Spargel mit Speck und Ei**

Abend: **Möhrensmoothie**

Frühstück: **Müsli mit Joghurt**

Mittag: **Kichererbsen-Salat**

Zubereitungszeit: 25 Min | Portionen: 2

Zutaten:

- 210 g Kichererbsen
- 1 kleine Zwiebel
- 1 Radieschen
- 50 g rote Paprika
- 20 g Mais
- 3 Cherrytomaten
- 40 g Gurke
- 150 g Fetakäse
- 2 EL Olivenöl
- Pfeffer und Salz

Zubereitung:

1.	Die Gurke und die Paprika waschen und anschließend in kleine Würfel schneiden. Zwiebel und Radieschen säubern und in dünne Scheiben schneiden. Den Mais in einem Sieb kurz unter kaltem Wasser abspülen, die Kichererbsen aus dem Glas oder der Dose in ein Sieb geben und ebenfalls gut durchspülen, bis sie vollkommen sauber sind.
2.	Den Fetakäse würfeln und zusammen mit den restlichen Lebensmitteln in einer Salatschüssel vermischen. Vorsichtig verrühren, damit der Käse nicht zerfällt.
3.	Mit etwas Pfeffer und Salz würzen und das Olivenöl über den Salat träufeln. Einige Minuten ziehen lassen, damit sich die Aromen besser vereinen können.

Guten Appetit!

Nährwerte pro Portion: 600 kcal | 15 g Kohlenhydrate | 40 g Fett | 25 g Eiweiß

Abend: **Low Carb Muffins**

Frühstück: **Frühstücksbowl mit Nüssen und Mohn**

Mittag: **Hähnchenbrust mit Rosenkohl und Möhre**

Abend: **Asiatische Gemüsepfanne**

Zubereitungszeit: 25 Min | Portionen: 2

Zutaten:

- 300 ml Gemüsebrühe
- 260 g Shrimps
- 4 Cherrytomaten
- 2 Frühlingszwiebeln
- 35 g Reisnudeln
- 180 ml Wasser
- 1 Knoblauchzehe
- 110 g Champignons
- 1 EL Sojasoße
- 1 TL Fischsoße
- 1 TL Sesamöl
- 1 kleine rote Chilischote
- 1 TL Limettensaft
- 4 Zweige frischer Koriander
- Salz

Zubereitung:

1.	Die Shrimps waschen und trocken tupfen. Die Cherrytomaten vierteln, die Frühlingszwiebeln in feine Ringe schneiden und die Champignons in Scheiben schneiden. Die Chilischote waschen, der Länge nach durchschneiden und die Kerne herauskratzen.
2.	Anschließend in feine Streifen schneiden. Den Knoblauch fein hacken und gemeinsam mit den Shrimps in einer Pfanne kurz anbraten. Währenddessen die Nudeln in der Gemüsebrühe zum Kochen bringen und einige Minuten köcheln.
3.	Die Champignons, Tomaten und Frühlingszwiebeln zu den Shrimps in die Pfanne geben und nach einigen Minuten in den Topf zu den Nudeln füllen.
4.	Mit Limettensaft, Salz, Sojasoße und Fischsoße würzen. Den Herd ausschalten und den Topfinhalt einige Minuten ziehen lassen. Zum Servieren mit frischen Korianderblättern garnieren.

Guten Appetit!

Nährwerte pro Portion: 215 kcal | 19 g Kohlenhydrate | 8 g Fett | 22 g Eiweiß

Frühstück: **Joghurt-Waffeln**

Zubereitungszeit: 15 Min | Portionen: 2

Zutaten:

- 25 g Quark
- 4 EL Joghurt
- 1 TL Butter
- 1 TL Öl
- 1 Ei
- 2 EL Eiweißpulver
- ½ Birne

Zubereitung:

1.	Das Ei mit dem Quark verrühren. Die Butter zerlassen und vorsichtig einrühren. Sie sollte flüssig, jedoch nicht zu heiß sein.
2.	Das Eiweißpulver in den Teig rühren, bis eine homogene Masse entstanden ist. Das Waffeleisen erhitzen und die Waffeln darin backen, bis sie goldgelb sind.
3.	Die Birne in Spalten schneiden und die Waffeln jeweils mit zwei Löffeln Joghurt und einigen Birnenspalten garnieren.

Guten Appetit!

Nährwerte pro Portion: 175 kcal | 5 g Kohlenhydrate | 11 g Fett | 12 g Eiweiß

Mittag: **Süßkartoffel mit Avocado und Ei**

Abend: **Gesunde Milchschnitten**

Frühstück: **Schokoladenjoghurt mit Granatapfel und Kokos-Müsli**

Mittag: **Sommerlicher Salat**

Zubereitungszeit: 25 Min | Portionen: 2

Zutaten:

- 1 kleine Zwiebel
- 1 Knoblauchzehe
- 160 g Cherrytomaten
- 1 kleine Aubergine
- 150 g rote Paprika
- 60 g gemischter Salat
- 3 EL Olivenöl
- 2 Zweige Petersilie
- Salz und Pfeffer

Zubereitung:

1.	Die Aubergine waschen und in kleine Würfel schneiden. Die Hälfte des Öls in eine große, beschichtete Pfanne geben und die Aubergine darin gleichmäßig von allen Seiten dünsten, bis sie beinahe gar ist.
2.	Die Knoblauchzehe schälen und hacken, anschließend zur Aubergine in die Pfanne geben. Währenddessen die Tomaten waschen und halbieren, die Paprika säubern und würfeln und die Salatblätter waschen.
3.	Die Aubergine aus der Pfanne in eine Schale geben, einige Minuten abkühlen lassen und anschließend das Gemüse hinzugeben. Die Zwiebel in feine Ringe schneiden und unter kaltem Wasser spülen, damit der strenge Geschmack etwas abgeschwächt wird
4.	Die Petersilie waschen und die Blättchen von den Stängeln zupfen. Den Salat auf zwei Schälchen verteilen und mit der Petersilie bestreuen.

Guten Appetit!

Nährwerte pro Portion: 240 kcal | 11 g Kohlenhydrate | 18 g Fett | 4 g Eiweiß

Abend: **Grüner Smoothie**

Frühstück: **Möhrensmoothie**

Mittag: **Köstliches Omelett**

Abend: **Low Carb Pizza mit Tomaten**

Zubereitungszeit: 40 Min | Portionen: 2

Zutaten:

- 380 g Blumenkohl
- 50 g Mandelmehl
- 130 g Gouda
- 3 EL Leinsamen
- 2 Zweige Oregano
- 1 Knoblauchzehe
- 6 Cherrytomaten
- 150 g Mozzarella
- 150 g stückige Tomaten (aus der Dose)
- 2 Zweige Thymian
- Salz und Pfeffer

Zubereitung:

1.	Den Blumenkohl waschen, vorsichtig trocken schütteln und anschließend reiben, sodass er eine griesähnliche Konsistenz annimmt. Den Gouda ebenfalls reiben und anschließend Mandelmehl, Gouda, Blumenkohl, Leinsamen und gehackten Oregano in einer Schüssel zu vermischen.
2.	Es entsteht eine bröselige Masse, welche auf einem mit Backpapier ausgelegten Backblech verteilt wird. Sie muss festgedrückt werden, sodass sie sich später mit Hilfe des schmelzenden Goudas zu einem festen Pizzaboden verbindet. Den Ofen auf 170 Grad Celsius vorheizen und den Pizzaboden für 10 Minuten backen.
3.	Währenddessen den Knoblauch schälen und in feine Würfel schneiden. Mit den stückigen Tomaten vermischen, den Thymian waschen, trocken schütteln und die Blättchen von den Stängeln zupfen.
4.	Den Pizzaboden aus dem Ofen holen und mit der Tomatensoße bestreichen. Die Cherrytomaten und den Mozzarella in Scheiben schneiden und auf der Tomatensoße verteilen. Die Pizza wieder in den Ofen schieben und weitere 12 Minuten backen, bis der Mozzarella zerlaufen ist.

Guten Appetit!

Nährwerte pro Portion: 800 kcal | 13 g Kohlenhydrate | 50 g Fett | 53 g Eiweiß

Frühstück: **Joghurt mit Waldbeeren**

Zubereitungszeit: 15 Min | Portionen: 2

Zutaten:

- 250 g Joghurt
- 3 EL Sahne
- ½ Vanilleschote
- 100 g Waldbeeren (Brombeeren, Himbeeren, Erdbeeren, Blaubeeren etc.)

Zubereitung:

1.	Die Sahne schlagen, bis sie steig ist und eine feste Konsistenz hat. Vorsicht, wenn sie zu lange geschlagen wird, entsteht Butter! Die Vanilleschote aufschneiden und mit einem Messer das dunkle Fleisch herauskratzen.
2.	Den Joghurt mit der frischen Vanille verrühren und die geschlagene Sahne unterheben.
3.	Auf zwei Schalen aufteilen und mit den Waldbeeren garnieren. Diese können roh sein oder aber kurz aufgekocht werden, je nach Belieben.

Guten Appetit!

Nährwerte pro Portion: 180 kcal | 10 g Kohlenhydrate | 13 g Fett | 7 g Eiweiß

Mittag: **Köstliche Frittata mit Salat**

Abend: **herber Rosenkohl-Salat**

Frühstück: **Grüner Smoothie**

Mittag: **Aromatische Kürbis-Bowl**

Zubereitungszeit: 25 Min | Portionen: 2

Zutaten:

- 220 g Hokkaido Kürbis
- 65 g Quinoa
- 40 g Rauke
- 1 kleine Zwiebel
- 1 EL Olivenöl
- 1 TL Limettensaft
- 2 Zweige Thymian
- Pfeffer und Salz

Zubereitung:

1.	Den Kürbis waschen, die Kerne entfernen und in kleine Würfel schneiden. Hokkaido muss nicht geschält werden, die Schale kann problemlos verzehrt werden. Die Kürbiswürfel in einer beschichteten Pfanne in etwas Öl von allen Seiten gleichmäßig braten, bis er beinahe gar ist.
2.	Währenddessen die Quinoa kochen. Hierzu Wasser aufkochen, die Quinoa in ein Sieb geben und mit dem kochenden Wasser spülen, damit der bittere Geschmack verloren geht. Anschließend neues Wasser aufkochen, etwas salzen und die Quinoa darin etwa 12 Minuten köcheln lassen, bis sie gar ist. In ein Sieb gießen, damit das überschüssige Wasser ablaufen kann.
3.	Die Zwiebel waschen und würfeln. Zwiebel und Quinoa zu dem Kürbis in die Pfanne geben und einige Minuten dünsten lassen, damit sich die Aromen vereinen können. Die Rauke waschen und trocken schütteln.
4.	Den Kürbis auf zwei Teller verteilen, mit Rauke und Thymian garnieren und mit etwas Limettensaft beträufeln.

Guten Appetit!

Nährwerte pro Portion: 270 kcal | 30 g Kohlenhydrate | 10 g Fett | 7 g Eiweiß

Abend: **Italienischer Tomatensalat**

Frühstück: **Frühstücksbowl mit Blaubeeren und Granatapfel**

Mittag: **Köstliches Omelett**

Abend: **Low Carb Minipizzen**

Zubereitungszeit: 25 Min | Portionen: 2

Zutaten:

- 1 Aubergine
- 60 g Mozzarella
- 130 g Cherrytomaten
- 1 Knoblauchzehe
- 3 Zweige Basilikum
- 2 EL Olivenöl
- Salz und Pfeffer

Zubereitung:

1.	Die Cherrytomaten waschen und vierteln. Die Aubergine waschen und in Scheiben schneiden. Die Knoblauchzehe schälen und fein hacken. Den Basilikum waschen, trocken schütteln und die Blätter von den Stängeln zupfen. Die Hälfte des Basilikum hacken, die andere zum Garnieren in einer kleinen Schale beiseite stellen.
2.	Den Käse in Scheiben schneiden. Darauf achten, dass ebenso viele Scheiben Aubergine wie Mozzarella entstehen. Olivenöl, Tomaten, gehackter Basilikum und Knoblauch in einer kleinen Schale vermischen und auf die Auberginen verteilen. Jede kleine Minipizza mit einer Scheibe Mozzarella belegen.
3.	Ein Backblech mit Backpapier auskleiden und die Minipizzen darauf platzieren. Den Ofen auf 180 Grad vorheizen und die Pizzen 12 Minuten backen, bis der Käse goldgelb wird und zerlaufen ist. Zum Servieren mit den übrigen Basilikumblättern garnieren.

Guten Appetit!

Nährwerte pro Portion: 200 kcal | 5 g Kohlenhydrate | 15 g Fett | 7 g Eiweiß

Frühstück: **Gefülltes Omelett**

Zubereitungszeit: 35 Min | Portionen: 2

Zutaten:

- 3 Eier
- 1 EL Milch
- 1 Knoblauchzehe
- ½ kleine Zwiebel
- 2 getrocknete Tomaten
- 1 große Zucchini
- 1 EL Öl
- 30 g gekochter Schinken
- 2 Zweige Thymian
- 6 Halme Schnittlauch
- 2 Zweige Petersilie
- 1 Prise Chiliflocken
- 60 g Mozzarella
- Salz und Pfeffer

Zubereitung:

1.	Die Eier in einer Schale verquirlen und die Milch unterrühren. Die Zucchini hobeln, sodass feine Stifte entstehen. Die Knoblauchzehe schälen und in kleine Würfel schneiden. Zucchini und Knoblauch in einer beschichteten Pfanne mit etwas Öl dünsten, gleichmäßig verteilen und die Eier darüber verteilen.
2.	Die Temperatur des Herds herunterstellen und das Omelett nach einigen Minuten vorsichtig wenden. Den Schinken in Quadrate schneiden und über das Omelett streuen.
3.	Die getrockneten Tomaten in feine Streifen schneiden und den Mozzarella in Scheiben schneiden. Das Omelett aus der Pfanne nehmen, mit Käse und Tomatenstreifen belegen und zusammenrollen.
4.	Die Kräuter waschen, trocken schütteln und fein hacken. Die Omelettrolle in Scheiben schneiden und mit den frischen Kräutern bestreuen.

Guten Appetit!

Nährwerte pro Portion: 350 kcal | 10 g Kohlenhydrate | 20 g Fett | 31 g Eiweiß

Mittag: **Hähnchenbrust mit Rosenkohl und Möhre**

Abend: **Brot mit Räucherlachs und Rauke**

Frühstück: **Müsli mit Joghurt**

Mittag: **Rinder-Schmortopf**

Zubereitungszeit: 3 Stunden | Portionen: 2

Zutaten:

- 300 g Rindfleisch
- 150 g Pastinake
- 100 ml Rotwein
- 160 g Möhre
- 330 ml Rinderbrühe
- 1 TL Tomatenmark
- 1 EL Olivenöl
- 1 Zweig Rosmarin
- 1 Knoblauchzehe
- 1 Zwiebel
- 2 TL Schmand
- 1 Zweig Petersilie
- 1 Zweig Thymian
- 1 Lorbeerblatt
- Pfeffer und Salz

Zubereitung:

1.	Das Fleisch waschen und in kleine Würfel schneiden. In einem beschichteten Topf in Öl scharf anbraten. Die Zwiebel in Ringe schneiden und nach etwa 10 Minuten zu dem Fleisch in den Topf geben. Nach einigen Minuten mit der Rinderbrühe und dem Rotwein ablöschen und aufkochen lassen.
2.	Rosmarin, Petersilie und Thymian waschen und trocken schütteln. Die Blättchen von den Stängeln zupfen und die Hälfte der Kräuter zusammen mit dem Tomatenmark und dem Lorbeerblatt in den Topf rühren. Die andere Hälfte in einer kleinen Schale beiseite stellen.
3.	Den Topf mit einem Deckel abdecken und eine Stunde schmoren lassen. In der Zwischenzeit die Pastinaken und die Möhren waschen, schälen und in Würfel schneiden. Vorsichtig in den Topf zu den anderen Zutaten geben und eine weitere Stunde schmoren lassen. Erst dann mit Salz und Pfeffer würzen, damit die Menge richtig eingeschätzt werden kann.
4.	Zum Servieren auf zwei Schalen aufteilen, einen Löffel Schmand hinzugeben und mit den Kräutern bestreuen.

Guten Appetit!

Nährwerte pro Portion: 350 kcal | 20 g Kohlenhydrate | 12 g Fett | 35 g Eiweiß

Abend: **gesunde Milchschnitten**

Frühstück: **Frühstücksbowl mit Nüssen und Mohn**

Mittag: **Grüne Bohnen Pfanne mit Spiegelei**

Abend: **Möhren Muffins**

Zubereitungszeit: 40 Min | Portionen: 12

Zutaten:

- 240 g Mandelmehl
- 2 TL Backpulver
- 360 g Möhren
- 190 g Mandeln, gemahlen
- 4 Eier
- 140 g Zucker
- 240 ml Öl
- 1 Vanilleschote
- ½ TL Zimt
- 1 TL Zitronensaft
- 2 EL Puderzucker
- 1 Prise Salz

Zubereitung:

1.	Den Ofen auf 180 Grad Celsius stellen und in Ruhe vorheizen lassen. Die Möhren waschen, schälen und mit einer Reibe in feine Stifte raspeln. In einer Schale den Zimt mit dem Zucker, dem Backpulver, den Mandeln, dem Mandelmehl und dem Salz vermischen.
2.	Die Vanilleschote der Länge nach aufschneiden und mit einem kleinen Messer das Mark aus der Schote schaben. Dieses in einer kleinen Schale mit dem Öl und dem Ei verrühren. Anschließend die Möhrenraspel einrühren und einen Teelöffel Zitronensaft hinzugeben. Nun die flüssigen Zutaten langsam in die Schüssel mit den trockenen Zutaten füllen und dabei gleichmäßig umrühren.
3.	12 Muffinförmchen mit Öl bestreichen oder mit kleinen Papierförmchen auslegen. Den Teig gleichmäßig verteilen und die Muffins 20 Minuten im Ofen backen, bis ihre Oberfläche goldbraun ist. Zum Servieren mit etwas Puderzucker bestreuen.

Guten Appetit!

Nährwerte pro Portion: 410 kcal | 4 g Kohlenhydrate | 33 g Fett | 15 g Eiweiß

Frühstück: **Herzhafte Frühstückseier**

Zubereitungszeit: 15 Min | Portionen: 2

Zutaten:

- 2 Eier
- 1 Tomate
- 1 kleine Zucchini
- 2 Zweige Petersilie
- 2 Zweige Dill
- 1 EL Olivenöl
- 1 Frühlingszwiebel
- 1 Prise Chiliflocken
- Salz

Zubereitung:

1.	Die Eier werden in kochendem Wasser zwischen 5 und 10 Minuten gekocht, je nachdem, welche Konsistenz gewünscht wird. Währenddessen die Tomate und die Zucchini in feine Würfel schneiden. Die Kräuter waschen, trocken schütteln und fein hacken. Die Frühlingszwiebel in feine Ringe schneiden.
2.	Tomate, Zucchini, Kräuter und Frühlingszwiebel in einer Schale vermischen und das Olivenöl hinzugeben. Mit Chiliflocken und Salz nach Belieben würzen. Die Eier aus dem Wasser nehmen, abschrecken und vorsichtig pellen.
3.	Den frischen Zucchini-Salat in zwei Gläser füllen, das Ei darauflegen und mit etwas Pfeffer würzen.

Guten Appetit!

Nährwerte pro Portion: 100 kcal | 3 g Kohlenhydrate | 5 g Fett | 6 g Eiweiß

Mittag: **italienischer Tomatensalat**

Abend: **grüner Smoothie**

Frühstück: **Joghurt mit frischen Kirschen**

Mittag: **Lachs mit Gemüsepüree**

Zubereitungszeit: 40 Min | Portionen: 2

Zutaten:

- 350 g Lachsfilet
- 3 EL Mandeln, gehobelt
- 2 EL Zitronensaft
- 320 g Pastinake
- 70 g Erbsen
- 4 EL Milch
- 2 EL Olivenöl
- 3 Zweige Dill
- 2 Zweige Thymian
- Salz und Pfeffer

Zubereitung:

1.	Die Lachsfilets waschen, trocken tupfen, würzen und in einer beschichteten Pfanne in Öl von beiden Seiten gleichmäßig braten. Währenddessen die Pastinaken waschen, schälen und in Würfel schneiden. Wasser in einem Topf zum Kochen bringen und die Pastinakenwürfel darin 10 Minuten kochen lassen.
2.	Dann die Erbsen hinzugeben und weitere 5 Minuten lang köcheln lassen, bis Pastinaken und Erbsen gar sind. Das Gemüse mit Salz und Pfeffer würzen und die Milch in den Topf geben. Anschließend mit einem Stampfer zu einem homogenen Gemüsepüree verarbeiten. Der Lachs ist nun fertig, wird aus der Pfanne genommen, auf zwei Teller gelegt und mit etwas Zitronensaft beträufelt.
3.	Die Mandeln einige Minuten in der Pfanne des Fischs rösten und anschließend über den Filets verteilen. Dill und Thymian waschen, trocken schütteln und fein hacken.
4.	Abschließend das Gemüsepüree zu den Filets auf die Teller geben und das Gericht mit frischen Kräutern bestreuen.

Guten Appetit!

Nährwerte pro Portion: 840 kcal | 22 g Kohlenhydrate | 55 g Fett | 45 g Eiweiß

Abend: **kösköstliches Pilz-Omelett**

Frühstück: **Frühstücksbowl mit Blaubeeren und Granatapfel**

Mittag: **Grüner Spargel mit Speck und Ei**

Abend: **Salat mit Gurke und Fleischwurst**

Zubereitungszeit: 15 Min | Portionen: 2

Zutaten:

- 4 Radieschen
- 1 kleine Zwiebel
- 100 g Geflügelwurst
- 1 kleine Gurke
- 70 g rote Paprika
- 1 Handvoll Kresse
- 10 Halme Schnittlauch
- ½ TL Senf
- 1 EL Olivenöl
- 1 EL Essig
- 1 Prise Salz

Zubereitung:

1.	Die Radieschen waschen, trocknen und mit einem Hobel in dünne Scheiben schneiden. Die Zwiebel schälen und fein würfeln. Die Gurke und die Paprika ebenfalls waschen und anschließend in Würfel der gewünschten Größe schneiden.
2.	Die Wurst in Stifte oder dünne Scheiben schneiden. Alle Zutaten gemeinsam in eine Salatschüssel geben und vorsichtig vermischen.
3.	Anschließend in einer kleinen Schale Essig mit Senf, Olivenöl und Salz verrühren. Das Dressing über den Salat geben und zum Servieren mit frischer Kresse und gehacktem Schnittlauch garnieren.

Guten Appetit!

Nährwerte pro Portion: 200 kcal | 3 g Kohlenhydrate | 12 g Fett | 17 g Eiweiß

Frühstück: **Herzhaftes Brot mit Avocado**

Zubereitungszeit: 12 Min | Portionen: 2

Zutaten:

- 4 Scheiben Low Carb Brot
- 1 Avocado
- 1 TL Zitronensaft
- 2 Zweige Petersilie
- Salz und Pfeffer

Zubereitung:

1.	Die Avocado halbieren, den Kern entfernen und das Fruchtfleisch aus der Avocado kratzen. In einer Schale oder auf einem Teller mit einer Gabel vorsichtig zerdrücken und mit etwas Zitronensaft beträufeln, bis ein homogenes Mus entsteht.
2.	Dieses auf den Brotscheiben verteilen und mit Salz, Pfeffer und frischer Petersilie bestreuen.

Guten Appetit!

Nährwerte pro Portion: 350 kcal | 10 g Kohlenhydrate | 30 g Fett | 15 g Eiweiß

Mittag: **herber Rosenkohl-Salat**

Abend: **Low Carb Muffins**

Frühstück: **Schokoladenjoghurt mit Granatapfel und Kokos-Müsli**

Mittag: **Auflauf mit Süßkartoffel und Zucchini**

Zubereitungszeit: 55 Min | Portionen: 2

Zutaten:

- 110 g Süßkartoffel
- 280 g Zucchini
- 150 g Mozzarella
- 1 Knoblauchzehe
- 220 ml Milch
- 1 kleine Zwiebel
- 1 TL Dinkelmehl
- 2 Zweige Petersilie
- 6 Halme Schnittlauch
- 2 EL Olivenöl
- Salz und Pfeffer

Zubereitung:

1.	Die Süßkartoffel waschen, schälen und in feine Scheiben schneiden. Die Enden der Zucchini abschneiden und sie anschließend der Länge nach in dünne Scheiben schneiden. Zwiebel und Knoblauch schälen und fein würfeln.
2.	Das Öl in einem kleinen Topf erhitzen und das Mehl hineinstreuen. Kurz rösten lassen und anschließend schrittweise die Milch in den Topf laufen lassen. Währenddessen kräftig mit einem Schneebesen verrühren, sodass sich eine glatte Soße bildet.
3.	Die Süßkartoffel und die Zucchini in einer kleinen Auflaufform schichten und mit der Soße begießen. Mit den Gewürzen abschmecken und den Käse entweder reiben oder in dünnen Scheiben auf dem Auflauf verteilen.
4.	Die Kräuter waschen, trocken schütteln und die Blättchen von den Stängeln zupfen. Schnittlauch und Petersilie hacken und die Hälfte über den Auflauf streuen.
5.	30 Minuten bei 180 Grad Celsius im Ofen backen und zum Servieren mit den restlichen Kräutern bestreuen.

Guten Appetit!

Nährwerte pro Portion: 620 kcal | 22 g Kohlenhydrate | 35 g Fett | 22 g Eiweiß

Abend: **Brot mit Räucherlachs und Rauke**

Frühstück: **Low Carb Brot**
Mittag: **Süßkartoffel mit Avocado und Ei**
Abend: **Herzhaftes Omelett mit grünem Spargel**

Zubereitungszeit: 30 Min | Portionen: 2

Zutaten:

- 3 Eier
- 240 g grüner Spargel
- 2 EL Parmesan, gerieben
- 2 Zweige Basilikum
- 1 Knoblauchzehe
- 2 Zweige Petersilie
- 1 Prise Chiliflocken
- 1 EL Olivenöl
- Pfeffer und Salz

Zubereitung:

1.	Den Spargel vorbereiten. Hierzu die Stangen waschen, die Spitzen abschneiden und beiseite legen, den Rest der Stangen schälen, soweit dies notwendig ist und die trockenen Enden abschneiden. Anschließend in etwa 1 cm breite Scheiben schneiden und mit den Spitzen gemeinsam in einer beschichteten Pfanne mit etwas Olivenöl dünsten.
2.	In der Zwischenzeit die Knoblauchzehe schälen und fein hacken. Knoblauch und eine Prise Chiliflocken zu den Spargelstücken in die Pfanne geben und einige Minuten alles gemeinsam dünsten. Währenddessen die Eier in einer Schale verquirlen und mit Salz und Pfeffer würzen.
3.	Den Spargel gleichmäßig in der Pfanne verteilen und das Ei darüber gießen. Die Temperatur des Herds herunterstellen, damit das Omelett nicht anbrennt.
4.	Einige Minuten braten lassen und anschließend vorsichtig wenden, sodass es nicht kaputt geht. Den Parmesan in eine kleine Schale reiben, Petersilie und Basilikum waschen, trocken schütteln und hacken. Sobald das Omelett beinahe gar ist die Kräuter und den Käse darüber streuen, den Herd ausschalten und das Omelett noch einige Minuten ruhen lassen.

Guten Appetit!

Nährwerte pro Portion: 205 kcal | 3 g Kohlenhydrate | 16 g Fett | 19 g Eiweiß

Frühstück: **Süßer Kokos-Quark mit Pfirsich**

Zubereitungszeit: 15 Min | Portionen: 2

Zutaten:

- 2 TL Kokosraspel
- 100 g Quark
- 140 ml Kefir
- 1 EL Honig
- 1 TL Zitronensaft
- 1 Pfirsich

Zubereitung:

1.	Kefir und Quark miteinander verrühren und den Honig langsam hineinlaufen lassen. Den Pfirsich waschen, entsteinen und in Spalten schneiden.
2.	Eine beschichtete Pfanne erhitzen und die Kokosraspel einige Minuten rösten, damit sich ihr Aroma entfalten kann. Einen Teelöffel Kokosraspel in die Quarkmischung rühren, den anderen zum Garnieren beiseite stellen.
3.	Den Quark in zwei kleine Schalen oder Gläser füllen, mit den Pfirsichspalten belegen und mit Kokosraspeln bestreuen. Bei Bedarf etwas Zitronensaft darüber geben, damit der Quark noch frischer schmeckt.

Guten Appetit!

Nährwerte pro Portion: 140 kcal | 10 g Kohlenhydrate | 5 g Fett | 9 g Eiweiß

Mittag: **Grüne Bohnen Pfanne mit Spiegelei**

Abend: **fruchtiger Obstsalat**

Frühstück: **Müsli mit Joghurt**

Mittag: **Hähnchen mit Birnen und Bohnen**

Zubereitungszeit: 25 Min | Portionen: 2

Zutaten:

- 300 g Hähnchenbrust
- 220 g grüne Bohnen
- 2 kleine Kochbirnen
- 1 kleine Zwiebel
- 200 ml Gemüse- oder Hühnerbrühe
- 1 EL Zitronensaft
- 1 Lorbeerblatt
- 2 Wacholderbeeren
- 1 Handvoll Bohnenkraut
- 2 Zweige Thymian
- 2 Zweige Petersilie
- 1 EL Olivenöl
- Salz und Pfeffer

Zubereitung:

1.	Das Fleisch waschen und in mundgerechte Streifen schneiden. Die Bohnen säubern und die Enden entfernen. Anschließend ebenfalls in eine mundgerechte Größe schneiden. Die Birnen waschen, trocknen und in Scheiben schneiden. Dabei das Kerngehäuse entfernen.
2.	Die Zwiebel schälen und fein würfeln. Anschließend das Fleisch in einem beschichteten Topf in etwas Öl anbraten. Die Gewürze und die Zwiebel hinzugeben und alles gemeinsam einige Minuten dünsten. Anschließend mit der Brühe ablöschen und aufkochen lassen.
3.	Die Birnenspalten und die Bohnen in den Topf geben, ebenso das Bohnenkraut und die Petersilie. 15 Minuten köcheln lassen, bis Fleisch und Bohnen gar sind. Dann mit Salz und Pfeffer würzen, Bohnenkraut und Petersilie aus dem Topf entfernen und den Herd ausschalten.
4.	Den Zitronensaft in den Topf zu den anderen Zutaten gießen. Nun den Thymian waschen und trocken schütteln. Zum Servieren das Hähnchengericht auf zwei tiefe Teller aufteilen und mit frischem, gehacktem Thymian bestreuen.

Guten Appetit!

Nährwerte pro Portion: 375 kcal | 19 g Kohlenhydrate | 15 g Fett | 40 g Eiweiß

Abend: **gesunde Milchschnitten**

Frühstück: **Joghurt mit frischen Kirschen**

Mittag: **köstliche Frittata mit Salat**

Abend: **Frischer Shrimp-Salat**

Zubereitungszeit: 40 Min | Portionen: 2

Zutaten:

- 250 g Shrimps (mit oder ohne Schale)
- 1 kleine Gurke
- 1 Frühlingszwiebel
- 6 Cherrytomaten
- 2 EL milder Essig
- 1 EL Olivenöl
- 1 TL süßer Senf
- 4 Zweige Dill
- Salz und Pfeffer

Zubereitung:

1.	Salzwasser in einem Topf zum Kochen bringen, die Shrimps waschen und anschließend 4 Minuten im Wasser kochen lassen. Sie sollten gar, jedoch gleichzeitig bissfest sein. Die Shrimps in ein Sieb gießen und das Wasser abtropfen lassen.
2.	Anschließend die Tomaten vierteln und die Gurke waschen, schälen und in feine Scheiben schneiden. Gurke und Tomate vermischen und in einer kleinen Schale beiseite stellen.
3.	In einer anderen Schale das Dressing zubereiten. Hierfür das Olivenöl mit dem Essig und dem Senf verrühren. Den Dill waschen, trocken schütteln und hacken. Die abgekühlten Shrimps in die Schale mit den Tomaten und Gurken geben und vorsichtig unterheben.
4.	Dann mit dem Dressing begießen und 30 Minuten ziehen lassen. Zum Servieren in zwei Schalen füllen und mit frischem Dill bestreuen.

Guten Appetit!

Nährwerte pro Portion: 210 kcal | 8 g Kohlenhydrate | 5 g Fett | 28 g Eiweiß

Frühstück: **Räucherlachs mit Avocado und Ei**

Zubereitungszeit: 25 Min | Portionen: 2

Zutaten:

- 2 Eier
- 1 Avocado
- 80 g Räucherlachs
- 1 Frühlingszwiebel
- 1 TL Öl
- 1 Zweig Dill
- Salz und Pfeffer

Zubereitung:

1.	Die Avocado halbieren und entkernen. Das Loch in der Mitte bei Bedarf etwas vergrößern, damit das Ei später nicht überläuft. Den Räucherlachs in den Löchern der Avocado drapieren und jeweils ein Ei vorsichtig auf den Lachs geben.
2.	Den Ofen auf 200 Grad Celsius vorheizen, die Avocadohälften auf ein Backblech mit Backpapier legen und 15 Minuten im Ofen backen lassen, bis die Eier gestockt sind.
3.	Die Frühlingszwiebel in feine Ringe schneiden, den Dill waschen und fein hacken. Die Avocado aus dem Ofen nehmen und auf zwei Teller verteilen.
4.	Mit Frühlingszwiebel und Dill garnieren und bei Bedarf mit etwas Öl beträufeln.

Guten Appetit!

Nährwerte pro Portion: 290 kcal | 5 g Kohlenhydrate | 26 g Fett | 17 g Eiweiß

Mittag: **Hähnchenbrust mit Rosenkohl und Möhre**

Abend: **Italienischer Tomatensalat**

Frühstück: **Frühstücksbowl mit Blaubeeren und Granatapfel**

Mittag: **Sommerliches Hähnchengericht**

Zubereitungszeit: 18 Min | Portionen: 2

Zutaten:

- 300 g Hähnchenbrust
- 380 g grüner Spargel
- 80 ml Gemüse- oder Hühnerbrühe
- 100 g Cherrytomaten
- 2 EL Olivenöl
- 1 EL Zitronensaft
- 4 Zweige Basilikum
- 2 Zweige Thymian
- Salz und Pfeffer

Zubereitung:

1.	Die Hähnchenbrust waschen und mit einem Tuch vorsichtig trocken tupfen. Anschließend in zwei gleichgroße Würfel schneiden und mit Pfeffer und Salz würzen. Öl in eine beschichtete Pfanne geben und das Fleisch darin beidseitig scharf anbraten, damit es aromatischer wird. In der Zwischenzeit den Spargel säubern, schälen und die trockenen Enden entfernen.
2.	Anschließend in mundgerechte Stücke schneiden, den Herd auf mittlere Stufe schalten und den Spargel zu dem Fleisch in die Pfanne füllen. Mit Brühe ablöschen und etwa 10 Minuten köcheln lassen, bis Spargel und Fleisch gar sind. Die Cherrytomaten waschen, in Hälften schneiden und mit in die Pfanne zu den anderen Zutaten geben. Einmal kurz durchkochen lassen, dann den Zitronensaft darüber gießen und den Herd ausstellen.
3.	Basilikum und Thymian waschen, trocken schütteln und die Blätter von den Zweigen zupfen. Die Kräuter hacken und über die Zutaten in der Pfanne streuen. Abschließend das Gericht auf zwei Teller verteilen und heiß genießen.

Guten Appetit!

Nährwerte pro Portion: 270 kcal | 5 g Kohlenhydrate | 6 g Fett | 43 g Eiweiß

Abend: **Köstliches Pilz-Omelett**

Frühstück: **Frühstücksbowl mit Nüssen und Mohn**

Mittag: **herber Rosenkohl-Salat**

Abend: **Mediterranes Omelett mit Aubergine**

Zubereitungszeit: 25 Min | Portionen: 2

Zutaten:

- ½ Aubergine
- 1 kleine Paprika
- 1 Knoblauchzehe
- 1 Zwiebel
- 2 EL Milch
- 3 Eier
- 1 kleine Zucchini
- 2 EL Öl
- 1 Zweig Rosmarin
- 4 Oliven nach Wahl, entsteint
- 1 Zweig Thymian
- Salz und Pfeffer

Zubereitung:

1.	Aubergine und Zucchini waschen und in kleine Würfel schneiden. Das Öl in einer beschichteten Pfanne erhitzen und sowohl die Aubergine als auch die Paprika darin dünsten.
2.	Die Paprika ebenfalls fein würfeln und nach einigen Minuten hinzufügen. Dann die Knoblauchzehe und die Zwiebel schälen und fein hacken. Das Gemüse gemeinsam 5 Minuten dünsten. Dabei regelmäßig wenden, damit nichts anbrennt.
3.	Die Eier zusammen mit der Milch in einer Schale verquirlen und mit Salz und Pfeffer würzen. Das Gemüse gleichmäßig in der Pfanne verteilen, dann das Ei darüber gießen.
4.	Einige Minuten bei mittlerer Hitze braten und anschließend vorsichtig wenden, damit das Omelett nicht kaputt geht. In der Zwischenzeit die Kräuter waschen, trocken schütteln, die Blättchen von den Stängeln pflücken und hacken.
5.	Das Omelett aus der Pfanne nehmen, auf zwei Teller verteilen und mit frischen Kräutern bestreuen.

Guten Appetit!

Nährwerte pro Portion: 310 kcal | 6 g Kohlenhydrate | 22 g Fett | 16 g Eiweiß

Frühstück: **Nahrhafte Frühstücks-Bowl**

Zubereitungszeit:12 Min | Portionen: 2

Zutaten:

- 2 TL Chia
- 20 g Spinat
- 20 g Haferflocken
- 40 g Nüsse
- 60 g Apfel
- 280 g Joghurt
- 1 Kiwi
- 1 TL Honig

Zubereitung:

1.	Die Nüsse hacken und gemeinsam mit den Haferflocken einige Minuten in einer Pfanne rösten. Aus der Pfanne nehmen und in einer Schale abkühlen lassen. Den Spinat waschen und trocknen, anschließend mit dem Joghurt in einen Mixer geben. Den Apfel waschen und in Spalten schneiden.
2.	Ebenfalls zu dem Joghurt und dem Spinat in den Mixer geben und alles pürieren, bis der Joghurt die gewünschte Konsistenz hat.
3.	Den grünen Joghurt in zwei Schalen füllen, die Kiwi schälen und in Scheiben schneiden.
4.	Die Joghurtschalen mit Kiwi, Müsli, Chiasamen und etwas Honig garnieren.

Guten Appetit!

Nährwerte pro Portion: 360 kcal | 20 g Kohlenhydrate | 21 g Fett | 14 g Eiweiß

Mittag: **Grüner Spargel mit Speck und Ei**

Abend: **Low Carb Muffins**

Frühstück: **Joghurt mit frischen Kirschen**

Mittag: **Römersalat mal anders**

Zubereitungszeit: 15 Min | Portionen: 2

Zutaten:

- 2 Römersalate
- 10 schwarze Oliven
- 10 Cherrytomaten
- 2 Frühlingszwiebeln
- 1 EL Kapern
- 2 EL Olivenöl
- 2 EL Balsamico Essig
- 2 EL Parmesan, gerieben
- 2 EL Kürbiskerne
- 1 TL Honig
- Salz und Pfeffer

Zubereitung:

1.	Den Salat waschen, die einzelnen Blätter abtrennen, den Strunk herausschneiden und die Salatblätter in mundgerechte Stücke zupfen. Eine beschichtete Pfanne erhitzen und den Salat darin eine Minute dünsten.
2.	Währenddessen die Tomaten waschen und halbieren und sie gemeinsam mit den Kürbiskernen in die Pfanne geben. Den Balsamico Essig mit Öl verrühren und damit die Zutaten in der Pfanne ablöschen.
3.	Den Herd ausschalten und die Pfanne von der Herdplatte nehmen, damit die Salatblätter nicht anbrennen.
4.	Die Frühlingszwiebel in feine Ringe schneiden und gemeinsam mit den Oliven und den Kapern über den Salat streuen. Je nach Belieben warm oder kalt genießen. Zum Servieren mit Parmesan bestreuen.

Guten Appetit!

Nährwerte pro Portion: 260 kcal | 10 g Kohlenhydrate | 20 g Fett | 8 g Eiweiß

Abend: **Köstliches Omelett**

Frühstück: **Frühstücksbowl mit Blaubeeren und Granatapfel**

Mittag: **Herber Rosenkohl-Salat**

Abend: **Leichte Fenchelcreme**

Zubereitungszeit: 55 Min | Portionen: 2

Zutaten:

- 1 Kartoffel
- 340 ml Gemüse- oder Hühnerbrühe
- 1 kleine Zwiebel
- 1 Fenchelknolle
- 1 Lorbeerblatt
- 2 TL Schmand
- 4 Zweige Fenchelgrün
- Salz und Pfeffer

Zubereitung:

1.	Die Fenchelknolle waschen und in Würfel schneiden. Die Zwiebel schälen, würfeln und gemeinsam mit dem Fenchel in einem beschichteten Topf dünsten. In der Zwischenzeit die Kartoffel schälen.
2.	Den Topfinhalt mit der Brühe ablöschen und die Kartoffeln, sowie das Lorbeerblatt, hinzufügen. 15 Minuten köcheln lassen, bis Fenchel und Kartoffel gar sind, dann das Lorbeerblatt entfernen und die Suppe etwas abkühlen lassen.
3.	Währenddessen den Fenchel waschen, trocken schütteln und fein hacken. Die Suppe pürieren, bis eine homogene Creme entstanden ist.
4.	Mit den Gewürzen abschmecken und zum Servieren einen Teelöffel Schmand und etwas frischen Fenchel in die Creme geben.

Guten Appetit!

Nährwerte pro Portion: 220 kcal | 5 g Kohlenhydrate | 10 g Fett | 5 g Eiweiß

Frühstück: **Frühstück für unterwegs**

Zubereitungszeit: 8 Min | Portionen: 2

Zutaten:

- 1 feste Birne
- 15 g Babyspinat
- 3 EL Walnüsse
- 60 g Erdbeeren
- 1 TL Honig

Zubereitung:

1.	Die Erdbeeren waschen, vorsichtig trocken tupfen und in Scheiben schneiden. Die Birne ebenfalls waschen und anschließend in Scheiben schneiden. Das Kerngehäuse aus der Mitte jeder Scheibe vorsichtig mit einem kleinen Messer entfernen.
2.	Den Spinat waschen und trocken schütteln. Die Walnüsse hacken und einige Minuten in einer beschichteten Pfanne rösten, damit sie aromatischer sind.
3.	Zwei Gläser mit Deckel nehmen und Spinat, Erdbeeren, Walnüsse und Birnenscheiben darin schichten. Mit etwas Honig beträufeln und die Gläser verschließen.
4.	Nicht länger als 2 Stunden aufbewahren, da die Birnen und Erdbeeren sonst matschig werden.

Guten Appetit!

Nährwerte pro Portion: 230 kcal | 11 g Kohlenhydrate | 12 g Fett | 3 g Eiweiß

Mittag: **Grüne Bohnen Pfanne mit Spiegelei**

Abend: **Brot mit Räucherlachs und Rauke**

Frühstück: **Müsli mit Joghurt**

Mittag: **Tortilla mit Kürbis**

Zubereitungszeit: 30 Min | Portionen: 2

Zutaten:

- 150 g Hokkaido Kürbis
- 3 Eier
- 2 Champignons
- 1 kleine Zwiebel
- 1 EL Öl
- 1 Knoblauchzehe
- 2 Zweige Thymian
- Salz und Pfeffer

Zubereitung:

1.	Den Kürbis waschen, trocknen und in kleine Würfel schneiden. Die Schale muss nicht entfernt werden, sie lässt sich problemlos mitessen. Das Öl in einer Pfanne erhitzen und den Kürbis darin einige Minuten von allen Seiten gleichmäßig braten. Währenddessen die Zwiebel und den Knoblauch schälen und in kleine Würfel schneiden.
2.	Beide Zutaten nach 5 Minuten zu dem Kürbis in die Pfanne geben. Die Champignons säubern und würfeln und ebenfalls in die Pfanne füllen. Die Temperatur herunterstellen, damit nichts anbrennt. Den Thymian waschen, trocken schütteln und die Blätter von den Zweigen zupfen. Die Hälfte des Thymians in einer kleinen Schale für später aufbewahren, die andere Hälfte zusammen mit den Eiern in einer Schale verquirlen und mit Salz und Pfeffer würzen.
3.	Den Pfanneninhalt gleichmäßig in der Pfanne verteilen und das verquirlte Ei darüber gießen. Mit einem Deckel abdecken und nach einigen Minuten nachschauen, ob sich die Tortilla bereits wenden lässt. Sobald dies der Fall ist, wenden, sodass sie nicht kaputt geht und von der anderen Seite ebenfalls braten lassen, bis das Ei gestockt ist.
4.	Die Tortilla aus der Pfanne nehmen und mit dem Thymian bestreuen. Vor dem Servieren etwas abkühlen lassen und in die gewünschte Größe schneiden.

Guten Appetit!

Nährwerte pro Portion: 210 kcal | 5 g Kohlenhydrate | 13g Fett | 11 g Eiweiß

Abend: **Low Carb Brot**

Frühstück: **Frühstücksbowl mit Nüssen und Mohn**

Mittag: **Grüner Spargel mit Speck und Ei**

Abend: **Feine Suppe mit Shrimps und Ingwer**

Zubereitungszeit: 45 Min | Portionen: 2

Zutaten:

- 130 g Butternuss Kürbis
- 1 Möhre
- 350 ml Brühe nach Wahl
- 1 kleine Zwiebel
- 1 Knoblauchzehe
- 1 TL Curry
- 60 g Shrimps mit Schale
- 40 g Ingwer
- 100 ml Kokosmilch
- 2 Zweige frischer Koriander
- Salz und Pfeffer

Zubereitung:

1.	Den Kürbis waschen, schälen und die Kerne entfernen.
2.	Anschließend in Würfel schneiden und in einen Topf geben. Die Möhre ebenfalls waschen, schälen und würfeln. Die Schale von Zwiebel und Knoblauch entfernen und beide grob hacken. Knoblauch, Zwiebel, Kürbis und Möhre im Topf kurz dünsten und anschließend mit der Brühe ablöschen.
3.	Den Ingwer schälen, kleinschneiden und ebenfalls in die Suppe geben. Mit Pfeffer und Salz abschmecken und 22 Minuten köcheln lassen. Dann die Kokosmilch hinzugeben, sowie den Curry. Die Shrimps waschen, abtropfen lassen und beiseite stellen.
4.	Den Kochtopf vom Herd nehmen und die Suppe pürieren, bis eine seidige Creme entstanden ist. Die Shrimps in die Creme geben und kurz aufkochen lassen. Dann den Herd ausschalten, die Creme mit Salz und Pfeffer abschmecken und einige Minuten ziehen lassen.
5.	Den Koriander waschen, trocken schütteln und die Blätter von den Stängeln zupfen. Die Creme auf zwei Schalen verteilen und mit frischen Korianderblättern servieren.

Guten Appetit!

Nährwerte pro Portion: 215 kcal | 10 g Kohlenhydrate | 13 g Fett | 24 g Eiweiß

Frühstück: **Amerikanisches Frühstück**

Zubereitungszeit: 15 Min | Portionen: 2

Zutaten:

- 70 g Bacon
- 4 Eier
- Pfeffer und Salz

Zubereitung:

1.	Den Bacon in eine beschichtete Pfanne legen und bei mittlerer Hitze von beiden Seiten knusprig braten.
2.	Anschließend aus der Pfanne nehmen und auf einem Teller mit Küchenpapier verteilen. Die Eier in die Pfanne schlagen und zu Spiegeleiern braten. Währenddessen die Baconstreifen mit Küchenpapier abtupfen, um das überschüssige Fett zu entfernen.
3.	Die Eier auf zwei Teller verteilen und mit etwas Salz und Pfeffer würzen. Den Bacon daneben drapieren und heiß verzehren.

Guten Appetit!

Nährwerte pro Portion: 400 kcal | 1 g Kohlenhydrate | 38 g Fett | 20 g Eiweiß

Mittag: **Süßkartoffel mit Avocado und Ei**

Abend: **Italienischer Tomatensalat**

Frühstück: **Schokoladenjoghurt mit Granatapfel und Kokos-Müsli**

Mittag: **Exquisite Creme aus Artischocken**

Zubereitungszeit: 75 Min | Portionen: 2

Zutaten:

- 2 Artischocken
- 450 ml Gemüsebrühe
- 50 ml Milch
- 100 ml Weißwein
- 1 kleine Zwiebel
- 1 Knoblauchzehe
- 2 EL Öl
- 2 TL Kürbiskerne
- 2 EL Zitronensaft
- 2 TL Schmand
- 6 grüne Oliven
- Salz und Pfeffer

Zubereitung:

1.	Die Artischocke vorbereiten: Hierzu den unteren Stiel herausbrechen, wobei auch die Mehrzahl der Blütenfäden entfernt werden sollte. Dann die äußeren harten Blätter der Artischocke abbrechen und sie anschließend halbieren. Die Blütenfäden aus dem Inneren herauskratzen und den brauchbaren Teil der Artischocke in große Würfel schneiden.
2.	Den Zitronensaft mit etwas Wasser mischen, in eine Schüssel gießen und die Artischockenwürfel hinzugeben. Während sie im Zitronenwasser ziehen Zwiebel und Knoblauch schälen und in kleine Würfel schneiden.
3.	Alles zusammen in einem beschichteten Topf dünsten und mit dem Weißwein ablöschen. Einige Minuten schmoren lassen und dann die Gemüsebrühe hinzugeben. Mit Salz und Pfeffer würzen und 30 Minuten köcheln lassen, bis die Artischocken gar sind.
4.	Währenddessen die Oliven in Scheiben schneiden und in einer kleinen Schale beiseite stellen. Die Kürbiskerne in einer kleinen Pfanne einige Minuten rösten, damit sich ihr Aroma noch besser entfalten kann.
5.	Die gekochten Artischocken zusammen mit ihrer Brühe und der Milch pürieren, bis eine homogene Suppe entsteht. Anschließend durch ein Sieb gießen, damit keine Stückchen in der Creme zurückbleiben.
6.	Auf zwei Suppenschalen aufteilen und mit Schmand und Olivenscheiben garnieren.

Guten Appetit!

Nährwerte pro Portion: 365 kcal | 8 g Kohlenhydrate | 30 g Fett | 7 g Eiweiß

Abend: **Köstliche Frittata mit Salat**

Frühstück: **Köstliches Omelett**

Mittag: **Hähnchenbrust mit Rosenkohl und Möhre**

Abend: **Spargelcreme**

Zubereitungszeit: 40 Min | Portionen: 2

Zutaten:

- 380 ml Gemüsebrühe
- 280 g grüner Spargel
- 2 EL Parmesan, gerieben
- 2 TL Schmand
- 75 ml Milch
- 1 TL Butter
- 1 kleine Zwiebel
- 1 EL Zitronensaft
- Salz und Pfeffer

Zubereitung:

1.	Die Zwiebel schälen, waschen und in kleine Würfel schneiden. Den Spargel waschen, die Spitzen abschneiden und die Stiele schälen. Die trockenen Enden abschneiden, wenn dies nötig ist. Spargel und Zwiebel gemeinsam in einen beschichteten Topf geben und zusammen mit der Butter einige Minuten lang dünsten.
2.	Anschließend mit der Gemüsebrühe ablöschen und 18 Minuten köcheln lassen. Dann vom Herd nehmen, die Milch hineinrühren und die Suppe pürieren, sodass eine seidige Creme entsteht.
3.	Zum Servieren in zwei Schälchen füllen, einen Teelöffel Schmand hinzugeben und mit Parmesan bestreuen.

Guten Appetit!

Nährwerte pro Portion: 200 kcal | 5 g Kohlenhydrate | 15 g Fett | 11 g Eiweiß

Frühstück: **Köstliches Avocado-Sandwich**

Zubereitungszeit: 7 Min | Portionen: 2

Zutaten:

- 4 Scheiben Low Carb Brot (s. Rezept)
- 1 Avocado
- 125 g körniger Frischkäse
- 1 Handvoll Kresse
- Salz und Pfeffer

Zubereitung:

1.	Das Brot in Scheiben schneiden und mit körnigem Frischkäse bestreichen. Die Avocado waschen, entsteinen und in Scheiben schneiden.
2.	Die Kresse waschen und trocken schütteln. Anschließend die Kresse auf dem Käse verteilen und mit Avocadoscheiben belegen.
3.	Mit etwas Salz und Pfeffer würzen.

Guten Appetit!

Nährwerte pro Portion: 480 kcal | 25 g Kohlenhydrate | 25 g Fett | 15 g Eiweiß

Mittag: **Süßkartoffel mit Avocado und Ei**

Abend: **Low Carb Muffins**

Frühstück: **Joghurt mit frischen Kirschen**

Mittag: **Mediterraner Auflauf mit Tomaten**

Zubereitungszeit: 45 Min | Portionen: 2

Zutaten:

- 110 g Ricotta
- 60 g Frischkäse
- 1 Frühlingszwiebel
- 1 TL Vollkornmehl
- 10 Cherrytomaten
- 40 g Erbsen
- 1 Ei
- 1 Prise Chiliflocken
- 2 Zweige Basilikum
- 1 EL Olivenöl
- 1 Knoblauchzehe
- Salz und Pfeffer

Zubereitung:

1.	Für die Basis des Auflaufs werden Ricotta, Ei, Frischkäse und Mehl miteinander vermischt. Anschließend wird die Masse mit etwas Salz und Pfeffer und bei Bedarf mit einer Prise Chiliflocken gewürzt.
2.	Die Frühlingszwiebel wird gewaschen und in feine Ringe geschnitten. Anschließend wird sie unter die Käsemischung gehoben. Die Knoblauchzehe schälen und in feine Würfel schneiden. Den Basilikum waschen und trocken schütteln. Anschließend die Blätter von den Stängeln zupfen und fein hacken. Den Knoblauch und die Hälfte des Basilikum ebenfalls unter die Käsemischung heben.
3.	Die Erbsen auftauen und eine kleine Auflaufform mit etwas Öl bestreichen, damit der Auflauf nicht kleben bleibt. Die Erbsen in der Form verteilen und die Käsemischung darauf geben. Die Tomaten waschen, halbieren und anschließend auf dem Auflauf verteilen.
4.	Den Ofen auf 200 Grad Celsius vorheizen und den Auflauf etwa 30 Minuten backen, bis das Ei gestockt ist und sich die Oberfläche des Auflaufs goldgelb gefärbt hat.
5.	Zum Servieren auf zwei Teller verteilen und mit dem restlichen Basilikum bestreuen.

Guten Appetit!

Nährwerte pro Portion: 280 kcal | 12 g Kohlenhydrate | 15 g Fett | 19 g Eiweiß

Abend: **Möhrensmoothie**

Frühstück: **Low Carb Brot**

Mittag: **Herber Rosenkohl-Salat**

Abend: **orientalische Linsensuppe**

Zubereitungszeit: 60 Min | Portionen: 2

Zutaten:

- 1 kleines Entenbrustfilet
- 80 g rote Linsen
- 1 Zweig Thymian
- 1 kleine Zwiebel
- 1 Knoblauchzehe
- 1 TL Tomatenmark
- 1 Prise gemahlener Kreuzkümmel
- 110 g kleine Champignons
- 1 Prise Paprikapulver, edelsüß
- 1 EL Olivenöl
- 2 EL Schmand
- 500 ml Brühe nach Wahl
- Salz und Pfeffer

Zubereitung:

1.	Die Zwiebel und den Knoblauch schälen und in Würfel schneiden. Anschließend zusammen mit den Linsen in einen beschichteten Topf geben und dort einige Minuten lang in Olivenöl anbraten, damit die Linsen ein noch stärkeres Aroma entfalten.
2.	Die Gewürze in den Topf streuen und nach einigem Wenden mit der Brühe ablöschen. 20 Minuten köcheln lassen, bis die Linsen weich und gar sind.
3.	Währenddessen die Entenbrust waschen, Pfeffer und Salz würzen und in einer beschichteten Pfanne braten, bis es gar ist. Mit frischem Thymian bestreuen und die Pilze ebenfalls einige Minuten mit in der Pfanne dünsten. Die Suppe vom Herd nehmen und zu einer homogenen Creme pürieren.
4.	Anschließend durch ein Sieb rühren, damit keine Stückchen zurückbleiben. Zum Servieren die Creme auf zwei Suppenteller verteilen und einen Löffel Schmand hineingeben.
5.	Die Entenbrust in dünne Streifen schneiden und auf den Schmand legen. Den Teller mit den Pilzen garnieren und heiß genießen.

Guten Appetit!

Nährwerte pro Portion: 580 kcal | 20g Kohlenhydrate | 40 g Fett | 40 g Eiweiß

envdur.trade@gmail.com

Sandra Lena Kümper by proxy of:

EnvDur Trading

Balat Mahallesi Rifat

Efendi Sokak, No: 19/1

34087 Istanbul

Turkey

Cover:

Design: Alima Media Turk

Image: resnick_joshua1

47029751R00066

Printed in Poland
by Amazon Fulfillment
Poland Sp. z o.o., Wrocław